KAMEI Saori

亀井紗織さん

構成 濱崎浩一［本誌］　2025年3月31日収録

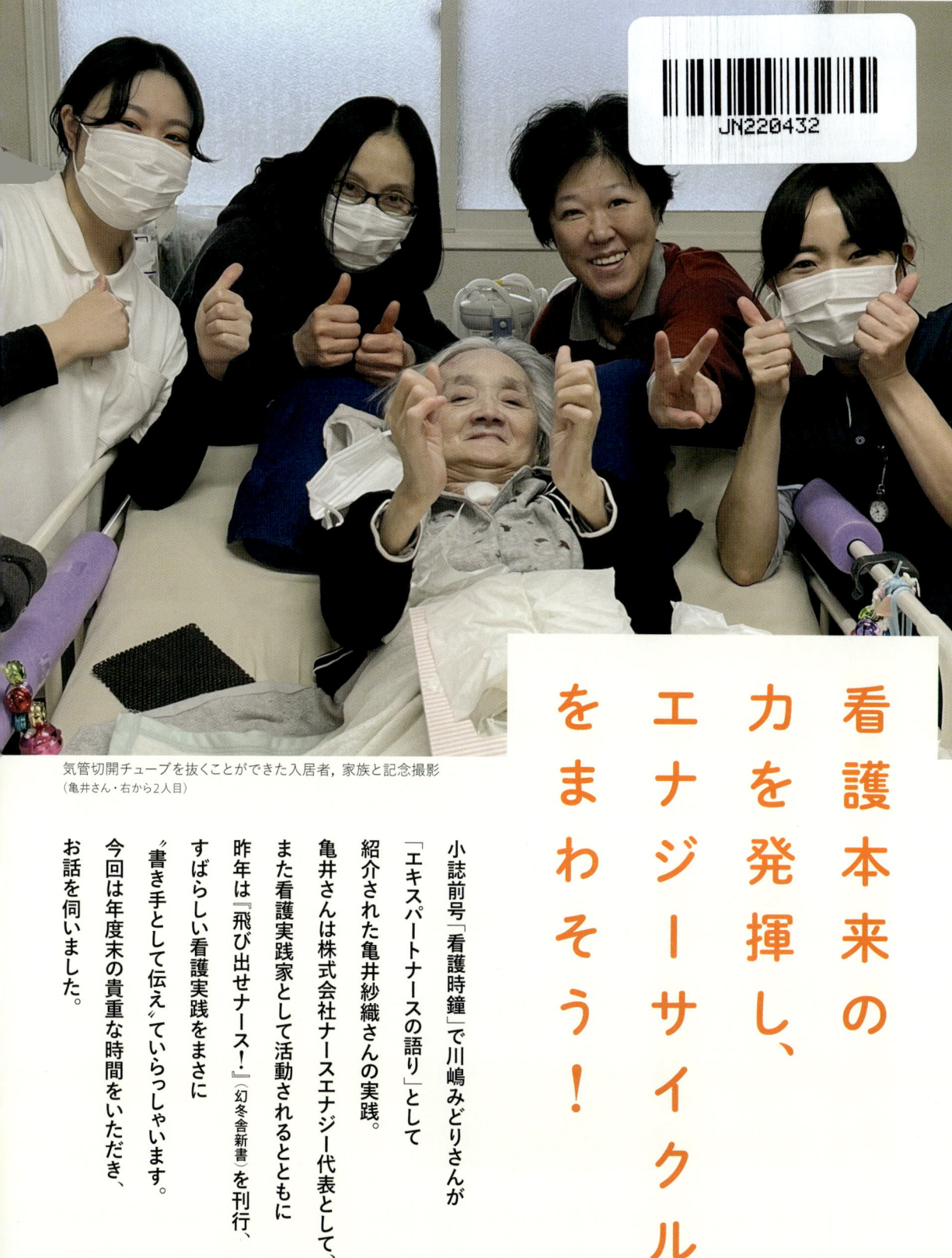

気管切開チューブを抜くことができた入居者，家族と記念撮影
（亀井さん・右から2人目）

看護本来の力を発揮し、エナジーサイクルをまわそう！

小誌前号「看護時鐘」で川嶋みどりさんが紹介された亀井紗織さんの実践。

亀井さんは株式会社ナースエナジー代表として、また看護実践家として活動されるとともに昨年は『飛び出せナース！』（幻冬舎新書）を刊行、すばらしい看護実践をまさに〝書き手として伝え〟ていらっしゃいます。

今回は年度末の貴重な時間をいただき、お話を伺いました。

看護の知識と技術をもとに力いっぱい実践したい

亀井紗織
かめい・さおり

看護師、介護支援専門員

昭和五九年、北海道美唄聖華高等学校を卒業、准看護師としてキャリアをスタート。平成八年、北海道立衛生学院を卒業。看護師免許取得。病院勤務の傍ら、明星大学に進学し教育学、心理学を履修、卒業。

通算三一年間、札幌市内の病院、民間の介護会社などで勤務。経験業種は病院、居宅介護支援事業所（ケアマネ）ヘルパー養成校講師、訪問看護など。

平成二四年二月二二日、株式会社ナースエナジーを設立。

——ご著書『飛び出せナース！』を一気に読み，まず感じたのは，亀井さんの看護技術へのこだわりです。不躾な聞き方で恐縮ですが，亀井さんは看護技術に関して，これまで一貫してこだわってこられたのでしょうか？

いえいえ，本に書いたように若い頃，私は非常に不出来でしたので，看護技術にこだわるどころの話でないというか仕事をこなすのに必死でした。28歳の時に看護師資格を取るため，看護学校に入学しました。その時に学校で勉強したこと，つまり1つひとつの看護技術には意味があり，それをきちんと意識して効果的に実践することが必要である，と教えてくださった先生方のおかげです。自分は何もできていないと思っていたのだけれど，それまで行ってきた看護に，実はケアとしてすごく意味があったことを授業で教えられました。そこから看護技術にこだわるようになったのです。

それまでも私はベッドサイドで患者さんとよくお話ししましたが，それには理由があって，つまりナースステーションに帰ると怒られるわけです（苦笑）。日々失敗したり忘れたり，医療処置は下手で，やり方を覚えない。そうすると，私にできることは，ベッドサイドに行き，患者さんの背中や足をさすったり，痛いというところに手を当てて温めたり冷やしたり。意識せずにそういうことを行っていました。結果としてそれらが患者さんに，とても有効な技術であることを看護学校で教えられました。こうした学びを通して，いろいろな看護技術を行ってみたくなっていったのです。

——20代後半での学びの影響が大きかったのですね。

そうですね。それまでは劣等生だった自分がいて，そもそも，あまり勉強のできる子どもではありませんでした。そのまま臨床という荒波にいきなり放り込まれ，案の定，まったく通用しない。何かすれば人に迷惑かける。けれども，臨床にいれば好むと好まざるとにかかわらず体験はしてしまうわけです。

——そうした亀井さんの体験が，看護学校での学びを通して背景から前面にせりあがってきたような印象を受けます。

今にして思うと，10年近く臨床

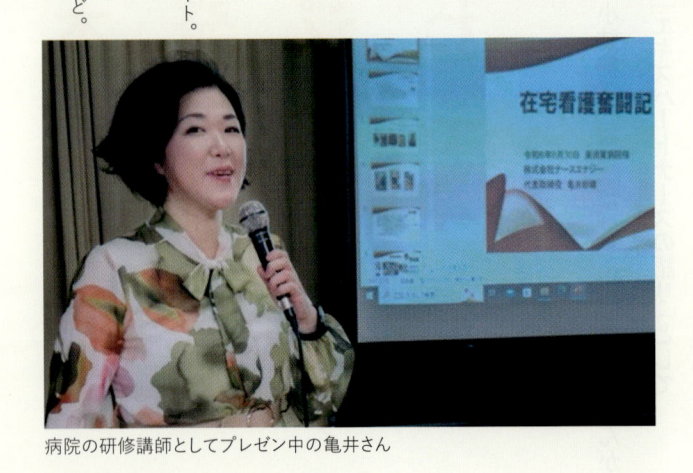

病院の研修講師としてプレゼン中の亀井さん

を体験した状態で，28歳ぐらいの時期にもう一度，看護を学び直すことになったことが自分を変えたのだと思います。

　卒業後，今度は力いっぱい看護の知識と技術を試したいというマインドです。30歳で看護師として再就職をした時は毎日，「今日はどんな看護をしよう」と職場に行くのが楽しみでした。明日は○○さんにこんなケアを試みてみようと考え，朝はすっきり目が覚めて，「よし，今日はこれをやってみよう！」。そうやって看護すると，患者さんが変化する様子を体験すると手ごたえが感じられます。当時は，その繰り返しでした。

──亀井さんの現在につながる「看護ってすごい！」という確信でしょうか。

　今に比べると，もう少しライトなものだったかもしれないですけども。

──今はさらに強く，看護の力を確信されているのですね。

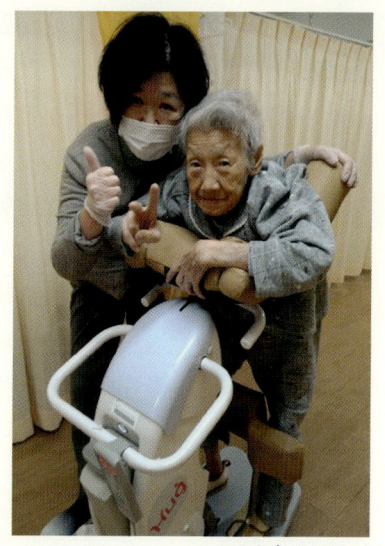

口から食べることが
できるようになってIVHが抜け，
介護ロボットで
立位訓練開始の方とともに

「看護の力」が発揮されづらい状況の中で

　その後，就職したのは療養型病床群（当時）の病院でした。医療的処置が必要な高齢者や重度の認知症の方，重篤な方をケアするユニット，また神経難病高齢者を受け入れるユニットなど，高齢者医療の専門病院に入ったのもよかったと思います。どちらかというとキュアよりもケアが求められ，ケアの仕方によって，患者さんがよくも悪くもなるという場です。80代，90代であろうと，ケアの力で再び回復する人がいる現実を私はそこで目の当たりにしたわけです。なおさら看護技術を磨きます。

──一方で，亀井さんは，現状の病院では「看護の力」が，なかなか発揮されづらいと感じられている……。

　あくまでも私がこれまで看護してきた病院での体験から感じるのは，今の病院で看護の力を発揮することの難しさです。社会構造上の問題としては少子超高齢社会と医療費の膨張があり，諸外国に比べると，ベッド数あたりにかかわる医療従事者の数は少ない。病院は大変な思いをしています。それだけでも忙しいことに加え，病院は原則として治療の場ですから，クリニカルパスの経過に沿って，期限内に退院までもっていくことに注力します。そうした構造の中では，人間対人間のていねいなかかわりとか，高齢者にとって必要な医療やケアについてじっくりと話し合う時間はほとんどありません。さまざまな制約の中で医療従事者は頑張っていますし，実際，私自身もそうでした。

しかし少し視線を引いて見たとき，今の病院の臨床に，患者さんが健康になっていくための空間がだんだんと欠如しているのではないかと感じ始めたのです。手術と薬など対症療法でしのぐところまでで病院の役割が終了するのでは，人の健康をあずかる場としてはあまりに脆弱ではないでしょうか。どのような病気も一度かかると慢性期に移行しがちです。治療を終えるだけでその後の生活に支障がなくなるという病気は数えるほどしかありません。治療後の新しい自分の健康維持にもとづく生活を獲得していく過程を支える専門職のかかわりが不足しています。その結果，再入院，慢性疾患の再生産ということがかなり起きていると感じます。

ナースエナジーを立ち上げ、取り組んできたこと

——亀井さんはいくつかの出来事を経て，2012年に株式会社ナースエナジーを創業され，多角的な活動を展開なさってらっしゃいます。それぞれの特徴と役割についてお教えください。

まず，訪問看護ステーションとして「灯－あかり－訪問看護」，次に看病付き宿舎「なはちがる」，そして居宅介護支援事業所「灯－あかり－ケアプランセンター」です。他には社内の事務部門があり，また私が外部での講演やセミナー，教育事業を担当しています。

ナースエナジーは「灯－あかり－訪問看護」からスタートしました。地域には，看護や医療などとつながることができていない高齢者や障害者が本当にたくさんいらっしゃいます。訪問看護はそこにかかわっていく役割がありますから，訪問看護から始めました。どのような疾患や問題をもっていようとも，私たちは患者さんを断りません。患者さんが抱えている問題について私たちの理解に乏しい場合は，病院に通わせてもらって勉強します。自己管理が上手な患者さんにはやりかたを教えてもらうこともあります。ずっとそのようにしてきましたので，今では，どのような疾患・障害の方のケアであっ

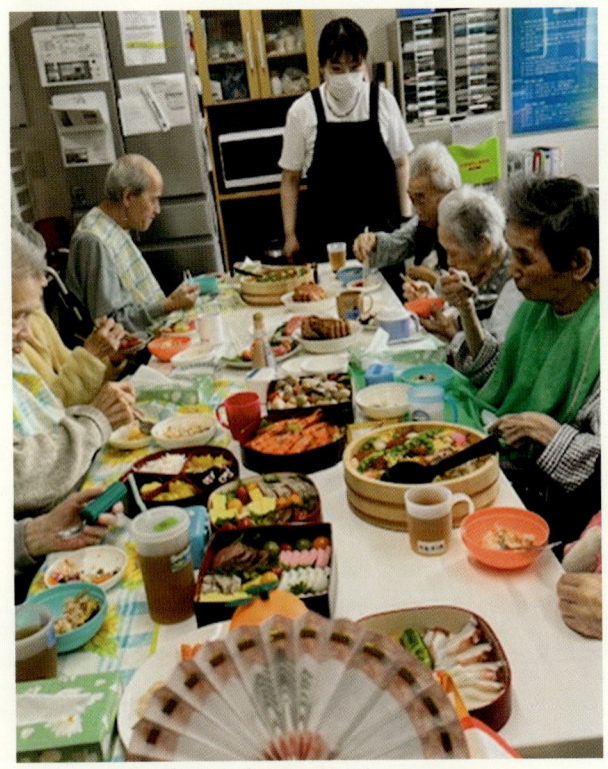
みんなでお正月のごちそうを食べているところ

てもカバーできます。

——看病付き宿舎「なはちがる」は，どのような経緯で立ち上げられたのでしょうか。

起業してわかったのは，訪問看護は収益のコントロールが難しいということでした。つまり，①いつ，どれくらい依頼があるかは予測できません，②スタッフ増員のタイミングも思うようにはいきません（訪問看護に従事するのは全看護師の4〜6％です），③重症者が増え，医療保険による訪問看護が増えると大きく売り上げが上がりますが，お亡くなりになると，その後の減収は大きい。

とはいえ，私は「看護だけで勝負する！」と決めて起業しました。一方で，看護にはさまざまな力があります。実のところ看護は事業としての汎用性が高いのです。

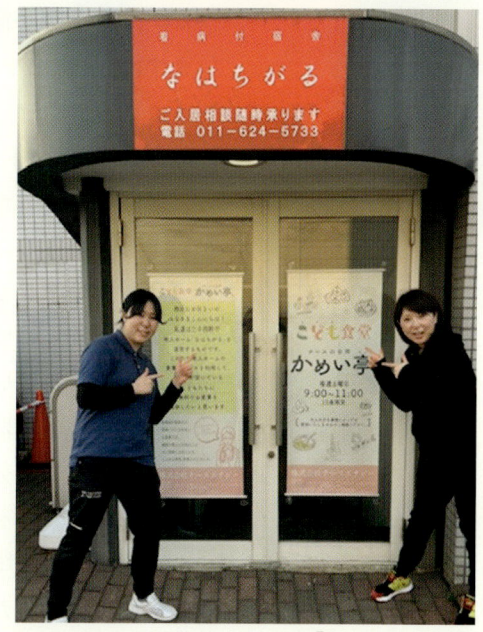

「なはちがる」の外観

——なるほど。

また，訪問看護を通して気づいた社会課題としては，①医療依存度が高く医療的ケア，管理の継続が必要な患者さんは，病院からなかなか出られない，②長期療養病院に転院，もしくは特養入所しても，一律のルールの中で，個別的なニーズが満たされない，③手厚く，よい環境が確保できる入居施設には多額の費用がかかる，ことでした。つまり今日は「終の棲家がない社会」なのです。

そこで次の取り組みとして私が目指したのは，①看護でなければだめだ！　という事業，②現在の社会資源で解決できていない社会課題に挑む事業，③自社ならではの生きた知識で訪問看護の普及・啓発事業です。

具体的なイメージとしては，①過去に重度の病気や障害があっても，最期まで住み続けられる，②できる限り普通の日常を営み，暮らしの中に療養が組み込まれる，③苦痛が取り除かれ，自立度は低くても安心安楽に生きていける，④低所得者であっても利用可能な入居費用の施設です。

これは看護師がやらなければ誰がやるんだ！　いやむしろ看護師でなきゃできないでしょ！　と思いました。そこで看護師のみで運営される重病者，重度障害者向け入居施設住宅型有料老人ホーム「看病付宿舎なはちがる」を開設しました。「なはちがる」は小鳥のナイチンゲールのドイツ語読み『Nachtigall』（ナハティガル）の日本語表記から名づけました。当初の理念にもとづき看護師だけで運営しています。

——看護師だけで運営されているのですか？

はい，看護師が徹底的に24時間健康維持増進に特化して取り組んでいます。『飛び出せナース！』に書きましたが，私は意識的に「エナジーサイクルを回せ！」という言葉を使います。エナジーサイクルとは，3大栄養素である糖質，脂質，たんぱく質を生命活動に必要なエネルギーに変換するシステムです。日常生活行動に置き換えて表現すると，口から栄養のあるものを食べ，水分も必要量摂り，しっかり消化できるよう適度な運動をして，エネルギーの消耗は質のよい休息で補い，気持ちよく排泄できて，体中に必要な栄養素が行きわたり，老廃物は速やかに体外に排出されている状態です。

そのためには臓器を動かす原動力となる血液の循環も大切ですし，正常な呼吸器から十分な酸素が体内に取り込まれることも重要です。細菌やウイルスから身を守るため，口腔や全身の清潔を保つことも関係します。これらは健康であれば誰しもあたりまえに行っている日々の営みですが，病気になったり，身体機能が衰えたりすると自力では行えなくなる部分が出てきます。

これらを援助し，正常な生命活動に近づけるためのケアをするのが本来，看護の役割です。しかし，機械や薬物による治療中心の現代医療施設では，自分の身体や心を用いたケアが意識されにくいかもしれません。看護師がその重要性に気づくよう，少しエモーショナルな表現ですが「エナジーサイクルを回せ！」と訴えかけるのです。

「なはちがる」は最初，私1人で始めました。職員にはあきれられましたし，今にして思えば無茶なことだったかもしれませんが，看護とはなんたるかを私はこのホームを新設してわかりました。それまでも一生懸命，看護に取り組んできたつもりです。だけど利用者さんと1年近く「なはちがる」に生活の拠点を置き，1人で寝泊まりして24時間ホームの人たちと一緒に暮らしながらケアをしました。文字通り終わりないケアの毎日で，かなり追いつめられはしましたが，24時間見ているとやっぱり，結果は出るのです。「こんなよくなるのだ！」と。

その時に感じたのは「ナイチンゲールが書いたことは本当に本当だった！」。「なはちがる」を運営することで，自分の中でそれが確

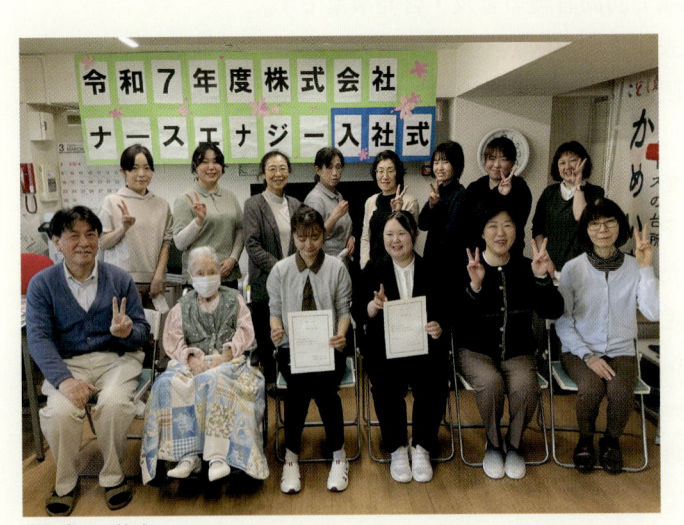

今年度の入社式

信に変わりました。それまではナイチンゲールの著作は学問書であって，もちろんナイチンゲール自身を尊敬していましたが，「伝記の中の人」くらいに思っていました。真剣に『看護覚え書』を熟読して理解しようとはしませんでした。しかし今，このホームを運営して，辛くなった時に読むのは『看護覚え書』です。

——『看護覚え書』に向かうのですか。

はい。「このように行っていてよいのだろうか」と悩んでも，日本で看護師だけで老人ホームを始めたのは私たちだけですから，お手本がありません。「本当にうまくいくのか？」「こんなことをやってしまったけれど，私は責任を負えるのか」「利用者さんは病院にいた方が幸せだったという結果になりはしないか」。いろいろ悩みます。それでも，私たちが行っていることに間違いはないと証明をしたいという時，『看護覚え書』を読みます。そうすると「書いてある通りだ，本当だ」。私は最近「ナイチンゲール原理主義者」と名乗っていまして，傍からは危険に見えるかもしれないくらいナイチンゲールに傾倒しています（笑）。

地域の健康に目を向ける仲間を増やしたい

——亀井さんが看護について発信されるご様子を通して，看護の力を「伝えたい」「広めたい」という思いを強く感じます。

「地域の健康レベルの底上げ」という壮大な目標が自分の中にはあります。そのためには看護師が欠かせません。しかし，まだまだ在宅志向の看護師は少なすぎます。看護師の7割は病院に勤めて，多忙を極める一方で医師の支援に追われ，ケアに手がまわらない。医師が大変な状況はわかりますが……地域住民が状態を悪化させてから医療にかかる状況が続く中で，今さら医療費を抑えようという制度設計は人道的にもおかしいと思います。それよりも予防に対する意識をもっと底上げすることが大切です。そのために看護は大きな役割を果たすことができる職種だと思うのです。

——そうですね。

私は同じ思いの仲間を増やしていきたいのです。仲間になってくれる看護師を探すために私が広告塔になって外でアピールします。たとえ私たちの会社が選ばれなくとも，もっと地域に目を向ける看護師が増えないとおかしいと思います。病気になる方は地域住民の一部です。地域には病気の予備軍がたくさんいます。もっと地域を見て，地域でかかわる看護師の母数を増やさなければなりません。

——ありがとうございました。

看護時鐘

KAWASHIMA Midori

川嶋みどり

医療法人財団健和会臨床看護学研究所所長

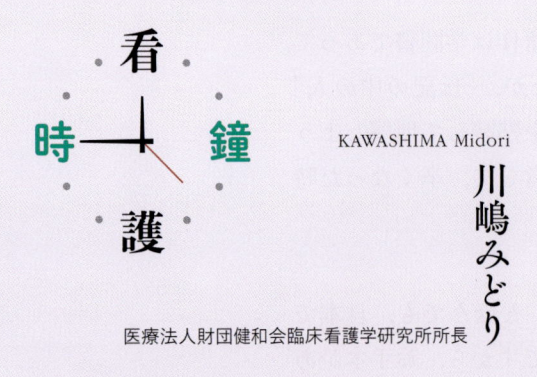

いま1度，看護における事例検討の意義と課題

「ちょっと聞いて！　○○さんだけど……」「ねえねえ，△△さん，今朝久しぶりにお通じが出てすっきりしたって。昨日の腰背部温罨法が効いたのかしらね」。80年代の半ば頃までのナースステーションでは，こうした会話が飛び交っていた。断片的ではあっても，自身の行った看護の手応えや，昨日のケアの評価など，見たこと聞いたこと，経験したことなどを相互に伝え合うことで，喜びを共有したり疑問を解消したりしたものである。2000年代のはじめに，たまたま立ち寄ったナースステーションでは，数名の看護師たちそれぞれがディスプレィの画面に向かって座り，背中合わせでカンファレンスの最中と聞いて驚いた。それから20年余を経た現在，コロナ禍の影響をひきずったままの対面食事禁止，時間内退勤を迫られロッカー室に直行などの職場では，公私ともにスタッフ間の話合いの場も機会も極度に減少しているのではないだろうか。

ところで，経験を語る意味に関しては本誌14号でも述べたが，その経験を語りっぱなしにせず，事例として記述することの意味を考えたい。書いた事例は，個人の経験を記憶に留めるだけではなく集団が共有可能な知識として保存できることからも，看護の質を高める上での第一歩である。大切なことは，時間を経ても再現可能であり誰もが共有できるように記述し，判断や推理を交えず，なまの看護実践そのもの，できごとや場面のありのままを記述することが望ましい。その看護師にとっては1回限りの経験であっても，他の多くの看護場面の集合の1例かも知れない。その個人的な経験事例の集積は臨床知の宝庫であり，看護学や看護技術を構築する上で極めて有用であることは間違いない。

そこで筆者は，東京看護学セミナーで長年続けた事例検討を発展的に引き継ぎ，広くメンバーを募って健和会臨床看護学研究所を拠点に，看護事例実践集積センターを創設した（https://www.kangojirei.jp/）。全国の看護師らが職場ごとに行っているミニカンファレンスや，事例検討会等で論議されている事例の膨大さを想像し，それらが1回限りで捨て去られる運命にあるものも少なくないと考えたからであった。専門誌，学会誌等に記載されている事例をはじめ，当時進行中の事例検討やカンファレンスで出された事例の収集をはかり，エキスパート看護師らにより，これらの事例を蒐集し分類整理することによって，わが国の看護実践の構造が明らかになるとした。1事例ごとに，対象の概要，看護実践構造（このような患者に，このようにしたら，こうなった）を整理し，看護実践の中から導かれた経験知，看護行為の種類，キーワードなどを引き出して，事例毎に命名して分類する作業を行い，その成果をデータベース化し，現時点で1,010事例を公開している。

だが数年前から，検討する看護実践事例を集めること自体が至難になった。それは，事例と称して掲載されてはいるものの，報告者の評価や考察を経て抽象化された内容のため，事実としての看護事象や実践例を読み取ることができなくなったためである。恐らく，近年の新たなパラダイムとしての質的研究方法が看護界に広がった傾向の反映かもも知れない。今，1つ考えられることは，個人情報絡みと倫理審査への過剰反応もあり得るのではないかと思われるが，この点に関しては，別途論議したいと思う。

ともかく就業看護師の大多数は臨床の場で働いている。1人1日1事例とはいわないまでも，複雑な背景をもった患者さんの看護実践過程で，印象的な場面やできごとに直面する機会は多くあるだろう。持ち合わせた知識や個人的な経験では解決できない場合もあるに違いない。先にも述べたように，そのことをその場限りにせず，まずは職場内のスタッフ間で事例検討を行って疑問や解決策を共有することが望ましい。定例化して系統的に行えば，短時間で実施可能であり，スタッフ間の意志統一の場にもなることは間違いない。

集団的に事例検討を行うことで，事例提供者は，語った内容が第三者からの質問によて深められることを通じて，ふだん何気なく行っていることが意識化される。検討参加者らも，その過程をともにしながら，討論を通じて臨床実践の面白さを体現でき，次の実践へのヒントを得ることができる。こうして系統的事例検討は，看護の視点を確かなものにし看護実践能力を高めることに役立つので，学生の臨床実習や新人教育にも活用できる。看護師が看護に集中できる職場環境を整える上での一助にもなるだろう。また，「事実と解釈の相違」「先入観抜きのものの見方」などの，研究を行う基礎能力が育って行くことは確かである。それゆえに，なまのありのままの事例を大切にしたい。

検討済みの蓄積された事例を見ていると，いくつかの共通な塊を発見することもしばしばで，その塊を命名してカテゴライズすることにより，同類の状態や場面に対して共通なアプローチ（技術化）の方向が見出される。つまり，事例検討を重ねる過程で抽出された看護実践に有用な仮説を，同じ背景を持った患者に再現できれば臨床看護のレベルアップにも通じる上，看護学を構築する理論化への一助ともなる事例研究が成り立つ。事例研究は，調査研究に比べて対象を通して調べられる項目数（変数）が多いという意味からも，臨床看護研究には適している。臨床の事象は絶えず流動し変化する上，変数の多さという特性から，数を集めるよりも変数ぐるみで深さを追求する方法が適しているからである。

ディアは，「経験的な1回性のできごとを，抽象の立場，概念の立場から述べる知的作業である」と述べ，「1人の患者に起こったできごとを，できごとの集合の単なる1例として概念化することの説明を，私の患者ジョーンズさんはとても痛がっていて……と考えることを，痛みをもつ患者は……と変えること」[1]としている。筆者は看護技術研究の立場から，事例研究は「観察，経験した個々の事象を記述し，その事象を反映する母集団に共通な事項を見出して必然的に導き出される法則性を明らかにする研究」[2]とした。事例研究に当たっては，数の代わりに深さを持った研究であることを意識した上で，その1事例はどのような母集団を反映しているかを常に視野に入れる必要を忘れてはならないと思う。

［文献］ 1）ドナ・ディア，小島通代他訳：看護研究，p.31，日本看護協会出版会，1984.
　　　　2）川嶋みどり：臨床看護技術研究の意義と今後の課題，看護研究，34，p.367-374，2001.

オン・ナーシング Vol.4 No.2 April 2025

目次

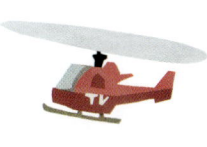

新刊
『ジョアン・アシュレイのフェミニスト看護論』
刊行記念インタビュー

小社最新刊『ジョアン・アシュレイのフェミニスト看護論
——病院、パターナリズム、そして看護師の役割』の訳者である
中木高夫さんへのインタビュー後編では、本書の内容から、ご自身の著作
『フェミニスト看護宣言——ぼくが魅せられた看護について』（小社既刊）
とのつながりについてまでお話を伺いました。

「第1章 学校としての病院」について

●本書の特徴として，7つの章それぞれのテーマに沿って，18世紀後半から20世紀の半ばくらいまでのアメリカの看護師，看護学生と彼女たちをとりまく歴史について，同時代の発言などを丹念に集めながら，繰り返し迫っていきます。各章のテーマに集中して読むと，本書のこうした構成は読みやすく感じました。

あくまでもぼくの想像ですが，アシュレイは本書を一冊にまとめあげるなかで，そういう努力をしたのだと思います。発表された個々の論文をかなり書き換えたといいますから。

●第1章「学校としての病院」では，病院が貧しい方を助ける役割として，宗教的で慈善活動としての側面を持って誕生したことが示されます。病院は看護師たちにより運営され，患者をケアし，亡くなっていく方を看取る，そういう機能を持った場であったのですね。ところが19世紀後半，そこに医師と病院経営者が入ることで「ビジネスとして病院」というとらえ方が優勢になります。ビジネスとして病院を経営していく人たちが，1880年年代の終わりから1900年代にかけて雨後の筍のように増え，そのなかで看護師，看護学生が，ビジネスとしての病院を成り立たせるために搾取されたというニュアンスで書かれています。このような歴史とそのとらえかたについて，アメリカではその後，どのように理解されたのでしょうか。

ぼくが1980年代にアメリカの病院を見学したときに感じたことは，病院という施設を運営し，患者さんに食事やさまざまなケアを提供するというようなヒューマンサービスは

中木高夫 さん

対立の歴史を
紐解くことからはじまる
フェミニスト看護〈後編〉

構成　濱崎浩一［本誌］
撮影　Souri LouLou
2025年2月3日，京都にて収録

看護師たちの範疇にあるということです。そこに開業している医師がやってきて、必要な医療を提供するために、その場所を使わせてもらう。患者さんが病院に入院するのは、病院での看護ケアが必要だからであるということです。けれども——これは日本も同じだけれども——医療がどんどん高度化し、またアメリカではHMO（Health Maintenance Organization）のもとで、医療的ケアが必要な状態のままで退院させざるを得ないような局面が増えてくると、そうは言っていられなくなります。医療技術が"牧歌的な"頃は、そういう認識でよかったのでしょう。

先ほど述べたように本書には1970年代の第二波フェミニズム運動の影響が色濃く反映されています（本インタビュー前編参照）。ぼくは、本書が刊行された1976年前後から1980年代にアメリカの看護界（の一部）でフェミニズム運動のピークがあり、1990年代の初めにそれらをまとめた本が刊行されたという流れでとらえています。アメリカでは2000年代に入ってからも看護とフェミニズムに関する論文や書籍は発表されているのだけれど、日本の看護界はどうなのでしょうね。余談ですが、ここ数年は「ポストフェミニズム」という言葉が流行っているらしいですね。菊地夏野さんが『日本のポストフェミニズム』（大月書店，2019）を出しています。

●また本書には、1900年代の初めくらいに「社会主義化された医療の危険性」というとらえかたが生まれていたことが示されます。その一例として当時の米国医師会会長であるウィリアム・アレン・ピューゼーのコメント「社会的な協力の必要性が個人主義を崩壊させ、自分自身で行うほうが自分たちにとってよいということを社会に任せようとする」

が紹介されます（本書，p.20）。わが国の地域包括ケアシステムで謳われる「自助・互助・共助・公助」について、「自助」のみが声高に訴えられる際の今日の言説にもどこか似ているように思われて驚きました。

そうですね。アメリカの話に戻すと、アメリカではいまだに医療保険は自分で入りますからね。わが国の国民皆保険制度の方が、そういう意味では安心な面があります。アメリカでは「治療はここまでで終了」とか「この治療は保険ではまかなえない」「この病院では治療が受けられない」、そういう状況があります。

戦後の日本は、当時のGHQはアメリカでは実現がむずかしい理想を日本に持ってきたところから始まったわけでしょう。そういう意味では、さまざまな問題はあるけれど、ある程度、理想的な形で民主主義が入ってきたのではないでしょうか。一方で、貧しい人や困っている人に寄付をして支援するという思

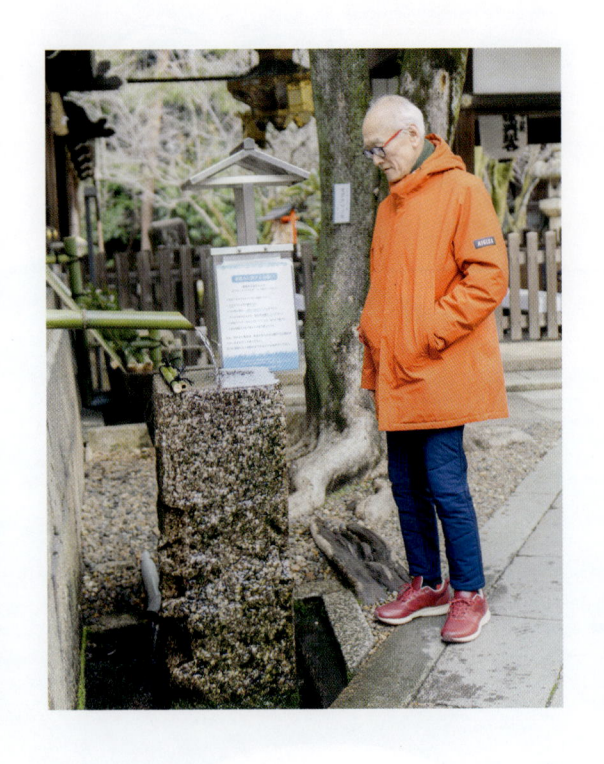

想・文化はアメリカのほうが強い。日本には寄付という文化が根づかないけれども，代わりにそれを税金でやっているのですね。

「第2章 徒弟制度というビジネス」について

●第2章は「徒弟制度というビジネス」です。ナイチンゲールの教育方法を輸入し，アメリカで看護師教育に着手したものの，その内実は「ビジネスとしての病院」で看護学生が労働者として扱われることであった，と。安価な労働力として看護学生を雇用し，病院を経営するという指摘です。

わが国で准看護師制度が続く要因に，ここで示された状況と共通する側面があるのではないかと，ぼくは思いました。准看護師学校での養成を停止しない大きな理由は准看護学生を医療施設で雇用したいというもので，そこでは准看護師の資格免許を取ってからは雇用する考えはないのかもしれません。そのように考えると，この間の現状と合致するでしょう。

●確かに本書を通して，今日のわが国の看護，医療が抱えた状況が照らされる面があります。第2章では，病院を家・家庭にたとえて，看護師と医師の関係が決してフラットではない状況も示されています。「アメリカで最初の看護学校が設立されたとき，家族が病院運営の制度モデルであった」（本書, p.26）といいますから，たとえではなく，モデルだったのですが……。

家族という制度の問題は別に考えるとして，先ほど述べたように「患者は看護ケアが必要だから病院に入院する」ということで，実はその話は解決する気がします。病院で提供す

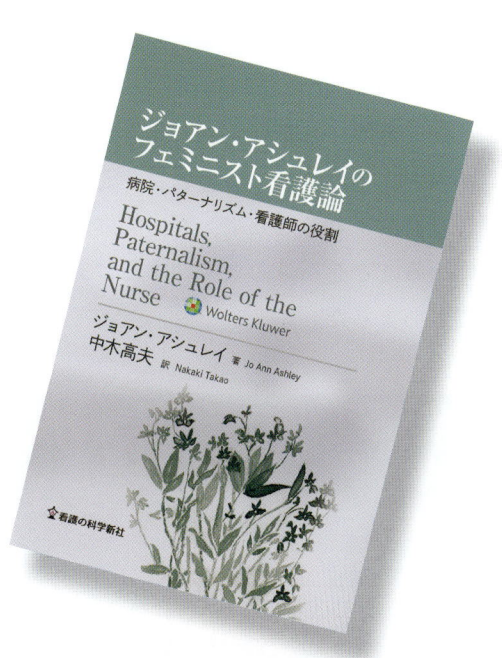

ジョアン・アシュレイのフェミニスト看護論
病院，パターナリズム，そして看護師の役割

ジョアン・アシュレイ 著　中木高夫 訳

四六判／270ページ／定価：3,080円（本体2,800円＋税）
看護の科学新社　ISBN978-4-910759-36-4

おもな目次

るのは家政（ハウスホールド）という名前で表現できるサービスがかなりあって，医師が治療を牽引して，そこに関連してくるところで看護師がケアしてくれる。それは「医学的ケア」と言ってもよいかもしれないけれど。また，病院のなかで医師が男性，看護師が女性，だからそういうふうに考えていった。それは自然な流れだったのでしょうね。

残された課題

●中木先生は本書のタイトルに「フェミニスト看護論」と冠されました。先に刊行された『フェミニスト看護宣言』とつながっていくというか……

最初に話したように，ぼくが『フェミニスト看護宣言』で紹介した1980年の米国看護師協会による「看護の定義」の裏づけとしてフェミニズムをとらえたからです（本インタビュー前編参照）。フェミニストの視点で看護や病院の歴史を分析した本書は，だから「フェミニスト看護論」だと思います。

ただし，最後に申しあげると，「看護とは実在または潜在する健康問題に対する人間の反応を診断し治療することである」は，たぶん1970年代にニューヨーク州の看護師法あるいは看護実践法のなかにあった「看護の定義」が元になっているはずだと草刈淳子先生から伺ったことがあります。草刈先生は，そのことが記された新聞の切り抜きをもっていらしたそうですが，残念なことにその資料は散逸してしまいました。そこには「これによって看護職はオートノミーを獲得した」と書かれていたそうなのです。つまり，最初に話したように，看護師と医師とは決して上下関係でなく，また重なるところもなく自律して

（オートノミーをもって）仕事を行う専門職であることを，看護師自身がそこで獲得したというわけです。

ぼくは，そのことを調べようと思ったのですが，アシュレイはこれだけ克明に歴史的な分析をされているのですけれど，残念ながらそのことは触れられていませんでした。この後に読んだ2000年代に刊行された看護とフェミニズムに関する本にもありませんでした。

●中木先生が今後，看護とフェミニズムに関して発信されるなかで，歴史的経緯が明らかになることを祈念します。本日はありがとうございました。

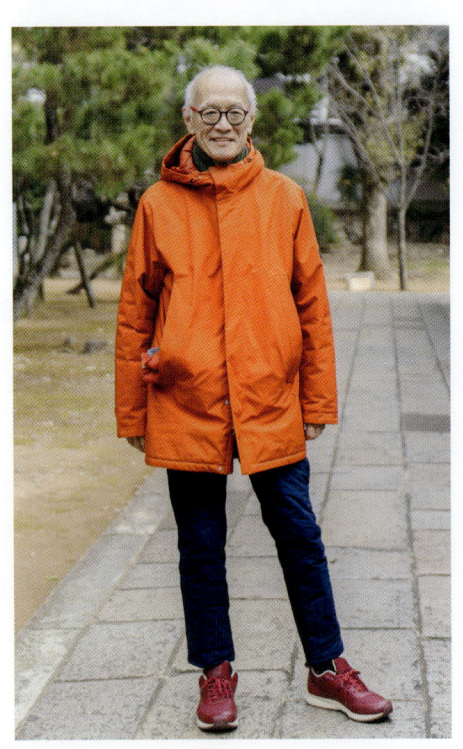

中木高夫（なかき・たかお）
1948（昭和23）年京都市生まれ。京都市立南浜小学校，ヴィアトール学園洛星中学校・洛星高等学校，京都府立医科大学卒。滋賀医科大学講師，名古屋大学教授，日本赤十字看護大学教授，天理医療大学教授を歴任。滋賀医科大学医学部附属病院の創設に若くして加わり，POS，病院情報システムの構築などに参加。その経験をもとに，POSで看護を行う方法や看護診断について病院を中心に全国的に講演活動を行ってきた。

児童相談所一時保護所における看護の制度的明記を求める署名・要望書を提出

編集部

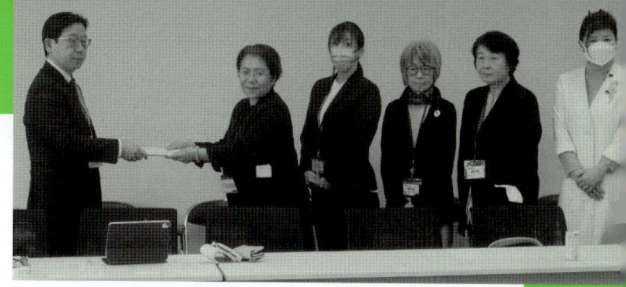

四月七日、衆議院第一議員会館にて署名を提出される三浦由佳さん（左から二人目）

本誌に「イチホのカンゴ！」を連載中の三浦由佳さん（元・一時保護所看護師）は4月7日（月）、「児童相談所一時保護所に勤務する看護師の制度的位置づけを児童福祉法に明記してほしい」という思いから始められたオンライン署名により集まった1,490筆の署名簿ならびに要望書を、衆議院・本村伸子議員（日本共産党）を通じて子ども家庭庁に提出しました。

また翌8日（火）に開かれた衆議院地域活性化・こども政策・デジタル社会形成に関する特別委員会」においては、本村議員により、一時保護所の看護師の配置などに関する質問ならびに要望が行われました。

本誌連載において三浦さんが発信されている通り、児童相談所一時保護所に入所する児童の多くは医療・ケアが必要であるにもかかわらず、これまで看護師の配置は必須ではなく、病院に比べるとはるかに少ない人員体制でした。また、一時保護所における看護師の位置づけも明確には決められていませんでした。三浦さんは「昨年、内閣府令により一時保護所における看護師の配置が『必置』となりましたが、これは人数の配置を定めたにすぎず、職務内容や責任、専門性に関する法的規定は依然として存在しません」とし、実態調査を含む以下の実施を要請しました。

三浦さんの発言の要旨

本日提出する署名は、児童相談所一時保護所に勤務する看護師の制度的位置づけを児童福祉法に明記してほしいという、ひとつの願いから始まりました。この署名は、私がたった一人で立ち上げたものです。

私はかつて一時保護所に看護師として勤務していました。そこには、家庭で傷つき、性被害や虐待の後遺症に苦しむ子、ネグレクトによって基本的な生活習慣が身についていない子など、多くの子どもたちがいました。

しかしその場所には、夜に医師が来ることも、制度に守られた看護師の存在も、ありませんでした。法律の上では、看護師は「いないこと」になっている——。それが、一時保護所の現実です。

現在、児童福祉法には、一時保護所における看護師の規定はありません。2024年、内閣府令で「看護師の必置」が初めて示されたのは大きな前進ですが、職務内容・責任範囲・配置基準といった根幹部分は依然として法に書かれていないままです。

一方で、看護師の業務は「保健師助産師看護師法（保助看法）」において、「診

療の補助」および「療養上の世話」として明確に位置づけられています。一時保護所で看護師が行っている日々の医療的判断やケア対応は，まさにこの法律の範囲内にあり，本来であれば正当に制度化され，役割と責任を持って果たすべきものです。それが児童福祉法には一切書かれていない――この「法のねじれ」こそが，看護師の責任の曖昧さや，他職種との摩擦，専門性の軽視を生み出しているのです。

　この署名には，現場の看護師の声だけでなく，子どもたちへの支援を願う多くの方々の思いが詰まっています。看護界の重鎮の方々，教育者，研究者，海外の支援者からも賛同をいただきました。

　行政の皆様には，ぜひこの現場の声に耳を傾けていただき，制度設計の検討において，看護師を「補完的存在」ではなく「制度の構成員」として位置づけていただきたいと願っています。

　そして最後に，現場での看護実践と研究の双方に携わってきた者として，制度設計の場において，看護職の視点を届ける役割を担いたいと強く願っております。子ども家庭庁におかれましては，今後の制度整備のプロセスにおいて，ぜひ一時保護所における看護実践を知る者が関与できる機会をお考えいただけないでしょうか。私自身，現場経験・研究・分析を重ねてきた立場から，その一助となることを強く希望しております。

　子どもたちの命と尊厳を守るには，制度の側がまず誠実であらねばなりません。現場を知る者として，研究を続ける者と

して，そして明日を変えたい市民として――今日はその第一歩として，この署名をお渡しいたします。

私たちが求めること
（「オンライン署名」の趣意書より）

・児童福祉法に看護師の役割と配置基準を明記してください。
・一時保護所の入所定員に応じ，「子ども10名に対し看護師1名」などの具体的な基準を設定してください。
・一時保護所1施設あたり看護師3名以上の配置を基本とし，交代制による24時間体制を実現してください。
・全国一時保護所における子どもの健康課題と看護師配置に関する実態データの収集・公開を行ってください。
・児童福祉政策の立案過程に，現場経験を持つ看護師の参画を制度として位置づけてください。

実態調査に関する要望内容
（4月7日付国会議員宛 要望書より）

1　看護師の配置・雇用状況
・一時保護所における看護師の配置の有無（各一時保護所ごと）
・各一時保護所に配置されている場合の人数（常勤／非常勤別）
・全国合計の配置数（各一時保護所／総合計）
・配置開始時期（いつから配置されているか）
・夜勤の有無
2　看護師の雇用・処遇状況
・雇用形態（正規／会計年度任用／嘱託／臨

時）

- 勤務時間（1日・週あたり）と勤務日数
- 給与・賞与の有無と賃金水準
- 福利厚生（社保・年休など）の適用状況
- 勤務年数・離職率
- 昇給・更新制度の有無
- 残業手当の有無
- 労働組合加入率

3　看護師の資格・経験・専門性

- 保有資格（正看護師／准看護師／保健師／ケアマネジャー／保育士など）
- 臨床経験年数（総経験・小児科・精神科など）
- 最終学歴
- 病院勤務時との比較（業務量・賃金等）

4　医療・看護対応の実態

- 児童の既往歴
- 児童1人あたりの服薬回数（1日平均）
- 服薬管理の方法（誰が／どのように）
- 全国の一時保護所の服薬管理など看護系の成功事例集の作成
- 児童の与薬（誰が実施しているか）
- 医療機関受診の頻度・診療科数（精神／内科／皮膚科等），年間件数
- 通院・受診への同行者（看護師／福祉職等），何名体制か
- 受診判断は誰が行っているのか（医師／看護師等）
- 受診許可は誰が行っているのか（所属長等）
- 受診判断から受診までにかかっている日数
- 感染症対応（隔離・抗原検査・PCR）
- 医療の必要な子どもたちへの対応実績（てんかん発作・怪我・喘息・アレルギー等）

- 児童の母子手帳持参率
- 児童の予防接種実施率（小児感染症／インフルエンザ等ワクチン接種）
- 看護師の受診付き添い件数（月間・年間）

5　危機対応・インシデントの実態

- 夜間・休日の急病時対応の体制
- 医療的判断を看護師が単独で行う頻度
- インシデント件数（誤薬等），インシデントの報告者
- 看護師が配置されないことで起こっている現時点の問題（誤薬などのヒヤリハット・インシデントの具体例）→現時点でも静岡県の例や，第三者評価の報告書などには記載があるが，情報がバラバラになっている課題がある
- 看護師不在時の緊急対応フローの有無

6　連携・制度整備の実態

- 看護業務マニュアルの有無と整備状況
- 新人教育・研修体制の有無
- 他職種（保育士・児童指導員・心理士・医師）との連携体制
- 健康情報の記録方法・引き継ぎ方法
- 保護者との面会時の健康状態の説明体制
- 看護師の会議出席の有無（ケース会議・多職種連携会議等）
- 児童相談所一時保護所看護師向け研修プログラムの有無

7　制度課題・現場からの声（自由記述）

- 法的根拠がないことへの不安・負担
- 職務範囲が不明確なことによる責任の曖昧さ
- 「看護師1名体制」の困難
- 自由記述としての現場からの改善提案・声

HIGASHI Megumi
東めぐみ
文京学院大学保健医療技術学部

新連載

プロローグ
インスリン注射を打つことを拒む
Aさんと一緒にいるということ

はじめに

ある患者さんの外来での姿を今でも忘れられないでいます。

内科外来で看護師を怒鳴っていたAさんです。会社を経営している50歳代の男性でした。筆者はたまたま外来に行き，この場面に出会いました。周囲の看護師にどうしたのかと尋ねたところ，「インスリン自己注射の指示が出たが，Aさんはインスリンなんて打たない，と言って，怒鳴るんです」と教えてくれました。このような光景が2回ほどあり，筆者がAさんと話をすることになりました。

話を聴くうちにAさんは「姉が糖尿病でインスリンを打っていた。時々低血糖を起こして，救急車で運ばれていた。あんなみっともない姿にはなりたくないと若いころから思っていた。今回，医師からインスリンを打つようにと言われたが，インスリンを打つということは，姉のようなみっともない姿になるかもしれないということじゃないか。だから，打つことはできない」と話してくれました。

救急搬送されるお姉さんの姿をなぜ,「みっともない」と捉えるようになったのかはわかりません。糖尿病は家族性の病気であることを理解していたAさんは，「親父が

慢性看護
扉を拓く
持ちこたえへの共感
不確かさの
わからないままでいることと

監修
河口てる子
KAWAGUCHI Teruko
聖隷クリストファー大学看護学部

編集
東めぐみ
HIGASHI Megumi
文京学院大学保健医療技術学部

糖尿病だったからいつか自分にも来ると思っていた」とも話されました。生活の中に身近に存在していた糖尿病であり，Aさん自身にその現実がやってきたとき，お姉さんの救急搬送される姿が思い起こされ，外来での「怒鳴る」という行動につながったのではないかと推察しました。

　私たちはAさんとの関わりにおいて「怒鳴っている」場を無難に収め，インスリン注射を進めていく方向にもっていきがちであり，またそれを求められています。Aさんの「怒鳴る」という行動は，「いつか来ると思っていた」長い不確実さの中で生活をしてきたこと，それが現実になったとき「みっともない姿」になるかもしれない自分への，心の叫びだったのかもしれません。先行きが見通せないばかりか，逆に，なりたくない自分の姿を予測できるつらさでもあったのかもしれません。それでも，現実的には，インスリン注射をすることが身体的には必須であり，患者として生活をしていくことへの怒りでもあったのでしょうか。心の片隅に住み着いてきたお姉さんへの思いは，意識していなくても，苦しかったことでしょう。

　筆者はAさんがこの長い不確実な状況を過ごしてきたこと，そんな自分の思いを誰にも伝えることもなく，理解されることもなく，堰を切ったように「怒鳴る」行動になったのかもしれないと解釈することができ，怒鳴るという行動は，Aさんにとって自然のことなのかもしれないと思いました。

　Aさんのこれまでの長い時間に思いを寄せた筆者は「糖尿病がいつか来ると思っていたこと」「インスリン注射をすると低血糖になってみっともない姿になるかもしれ

ないこと」という思いを抱えて生きてこられた事実を話してもらえたことで，Aさんにとって長い不確実な時間があったことを理解できたことを伝えました。Aさんのつらさや悲しさ，お姉さんの姿をみっともないと思う気持ちなどを理解したのではなく，そういう思いを持っているということを知り，理解したと伝えました。筆者もまた，はっきりとAさんの状況がつかめないことを，性急に整理しようとせず，ありのままにその事態の中にいたのだと思います。

　不思議なことに翌週，Aさんは内科外来の看護師に自分から「インスリン注射の方法を教えてほしい」と伝えてきました。

ネガティブ・ケイパビリティと慢性疾患看護専門看護師

　筆者がネガティブ・ケイパビリティという言葉に出会ったのは，2015年（平成27年）に日本赤十字看護大学で行われた国際ケアリング学会での講演を拝聴したときのことです。不確かさで答えの出ない困難な状況に出会ったときに，すぐに答えを出そうとしないで，その状況にとどまることが重要だという言葉に救われた思いがしました。

　ネガティブ・ケイパビリティとは，19世紀にジョン・キーツ（詩人）が創造的な芸術家に求められる資質として提唱した概念だといわれています（帚木蓬生, 2017）。それは，「わからない状態や不確かさを受け入れる能力」や，既存の知識や理論，病気の考え方に患者を当てはめるのではなく，わからない状態や不確かさの状態のままを何とか持ちこたえていくことのことです。ネガティブ・ケイパビリティとは，慢性疾

患看護専門看護師（以下，慢性疾患看護CNS）の実践そのものだと思いました。患者がインスリン注射を打つ必要性は理解していても，打ちたくないとの思いを抱くことを「わからないまま，何か理由があるに違いない」と「わからないまま」の時間を共有する。患者自身も，どうしてこんな状況になったのか，今後，どのような生活が待っているのか，合併症はいつ出るのか，食事療法を行って，インスリン注射をすれば血糖値はどのように改善するのか，わからないことばかりです。

慢性疾患看護CNSは，慢性病をもつ患者がわからない不確実な状態にあることを理解し，病いと折り合いをつけたり，生活を編み直したり，病いと共に生きる方略を共に考えてきました。そこで今回，実際は行っているけれども，これまであまり注目されてこなかった「答えの出ない不確実さの中にとどまることや，わからないままでいることと持ちこたえへの共感」に焦点を当てたいと考えました。

本連載までの歩み

2010年6月26日，『進化する慢性病看護 不確かさのなかにある病のプロセスをともに歩む』というタイトルの書籍が手元に届きました。雑誌『看護実践の科学』での連載が一冊の書物になったものです。同書では，糖尿病，虚血性心疾患，高血圧症，慢性閉塞性肺疾患，慢性肝炎，慢性腎炎，慢性呼吸不全など，今日的な慢性病を抱えた患者への支援を23名の慢性疾患看護CNSが事例をもとに，それぞれの実践を紹介しました。患者へのかかわりの実際を具体的

に展開することで，慢性病をもつ人々と悩みながらも共に歩む慢性疾患看護CNSの実践が生き生きと描かれ，いくつかの共通性が示されたのではないかと考えます。

また，2011年には，「慢性病の新しい技術」として，慢性疾患看護CNSの実践事例から，問題解決（必要な治療を無理なく継続するための調整技術），意思決定（患者の病気とともに生きる意思を自発的に促す技術），対人関係（患者の回復意欲を察知する技術）など，〈変化〉をキーワードに支援技術の実際を言語化し，1つの事例をもとに，成功要因（もしくは失敗要因）を掘り下げることをめざし，連載を企画しました。27名の慢性疾患看護CNSが3年間にわたり，自己のサブスペシャリティの疾患をもつ人へ支援を基盤に，慢性疾患看護CNSの技術とは何かを探求する企画でした。この企画の連載は，既知の技術のみではなく，慢性疾患看護CNSが実践を通して培った支援技術を見出そうとする取り組みでもありました。

慢性疾患看護専門看護師の歩み

2003年に成人看護（慢性）分野（当時）が特定され，翌年2004年に4名の慢性疾患看護CNSが誕生しました。2007年には成人看護（慢性）CNSという名称から，現在の慢性疾患看護CNSと名称変更がありました。

慢性疾患看護CNSの領域は，糖尿病，腎臓病，循環器病，呼吸器病，アレルギー，難病など，幅が広く，それぞれが得意分野の患者へのケアを行っています。また，小児から高齢者まですべてのライフステージの人々にかかわり，長期にわたってその人

の成長と成長に伴う課題をとらえながら，ケアに当たってきました（柏崎ら，2023）。

　今年2025年，慢性疾患看護CNSが誕生して22年となりました。慢性疾患看護CNSはそれぞれの場で研鑽を積み，患者のためにケアを提供しつつ役割拡大を果たしてきました。

　慢性疾患看護CNSの活動のフィールドは，臨床では病院，診療所，訪問看護ステーションなど地域包括ケアの推進する活動を行い，大学など教育機関では実践経験を踏まえた教育活動，さらに，既存の組織のみならず自己の目標を達成すべく新たな活動の場を開拓・起業して活躍するCNSも増えています。

　療養の場は病院のみではなく，地域へと広がっています。どこで療養をしたいのか，治療はどうしたいのか，どう生きていきたいのか，人々のさまざまなニーズにこたえるための意思決定支援やその人の考えや希望，意思を擁護する立場は，さらに高い専門性と知識，支援技術が求められる時代になりました。

　慢性疾患看護CNSの活動を明らかにした研究（柏崎ら，2023）では，「実践モデルとしての期待」「CNSの機能の発揮」「看護の質の向上」などより質の高いケアの提供，「専門外来の設立・運営への期待」「組織改革システムの構築」など組織への貢献への期待が感じられます。柏崎ら（2023）はHamricを引用し「Advanced Practice Nurse（APN）はコンサルテーションを通して，患者のケアや自身の臨床知識や技術を向上させることができる助言や情報を教授しながら，ほかのAPN，医師，および同僚とネットワークを創生する」と述べ，

「CNSは看護管理や教員活動をしながらCNSとしての役割を発揮できる」役割を行っているとしています。

　一方，「施設内で活動が周知されない」などの課題が継続していることを考えると，今回，本連載によって，今，改めて，慢性疾患看護CNSが1人ひとり歩んできた道のりを提示することが必要であると考えます。

　その活動を通して，慢性病のある人が呈する不確実な状況やわからないままでいることをどのように支援し，その状況への深い理解や共感は，どのように身につけ，実践しているのか，この20数年をかけて臨床，教育，研究，起業といったフィールドの開拓や知見の積み上げを基盤に，体系的に描かれることを期待します。

　慢性病をもつ人をめぐる状況は時代とともに高度化・複雑化し続けています。慢性病をもつ人々の答えの出ない現状に向き合いながら，患者や家族をどのように支えてきたのか，同じ慢性疾患看護CNSとして仲間をどのように支えてきたのか，多角的な視点から慢性疾患看護CNSの役割遂行や実践に焦点を当てたいと考えます。

慢性疾患看護専門看護師の灯（ともしび）としての研究・教育者の歩み

　最後に，慢性疾患看護CNSを理論的にも実践的にも支えてくださった教育・研究者の先駆者の先生方にご執筆いただきます。

　慢性疾患看護CNSは大学院での教育をよりどころとして，臨床や教育の場で活動を展開しています。

　少子高齢化に伴う生産年齢人口の減少は，家族形態の変化と一人世帯の増加をもたら

しました。慢性看護学では，患者を生活者ととらえ全人的な慢性疾患の疾患管理や，心身機能の変化に伴う健康障害へのケアを通し，その人にとっての生活を営める支援を体系化されました。病気になる前の健康の維持増進や病気の予防から，その人らしい死を迎えるまで，病みの軌跡理論やさまざまな理論が教授され，慢性疾患看護CNSの基盤となりました。

慢性疾患看護CNSは，実践を通し高度な知識と技術を身につけてきましたが，大学院教育はもとより，大学院教育終了後も先生方の教授があって，高度な看護実践が実践できるCNSとして，専門性を発揮し自律的に看護ケアを提供してきました。このことが，医師や多職種との協働につながっています。

教育・研究者の先駆者がどのように慢性看護学に取り組み，慢性疾患看護CNS教育を行ってきたのか，期待しているものは何か，教育・研究者の専門領域と教育の道筋に焦点を当て，患者の不確かさの状況を理解し，その状態にとどまり，共感できる人材の育成と教育原理への思いを記載していただきます。慢性看護学を体系化し，慢性疾患看護CNSを育成した教育・研究者の功績を残したいという思いは，僭越かもしれませんが，長年の私の夢です。

教育・研究者の先駆者の慢性病看護学への思いや歩みは，慢性疾患看護CNSの活動に体現されており，今後の灯としてあたたかく慢性疾患看護CNSの道程を照らし続けてくれると願っています。

［文献］
帚木蓬生(2017)．ネガティブ・ケイパビリティ——答えの出ない事態に耐える力．朝日選書．
東めぐみ編著(2010)．進化する慢性病看護．看護の科学社．
柏崎純子，上原喜美子宏，片山将宏，嶋田幸子，園田由美，本城綾子，三好智佳子(2023)．慢性疾患看護専門看護師の活動の実態．日本慢性看護学会誌17(1)．p.65-74.

刊行案内

株式会社看護の科学新社　〒161-0034　東京都新宿区上落合 2-17-4　Tel 03-6908-9005　Fax 03-6908-9010
E-mail sales@kangonokagaku.co.jp URL https://kangonokagaku.co.jp

最新刊

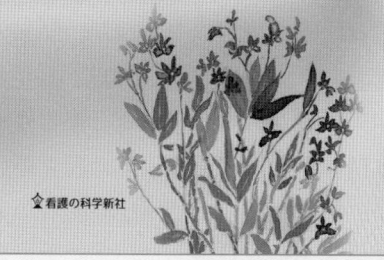

[ISBN 978-4-910759-36-4]

ジョアン・アシュレイのフェミニスト看護論

病院，パターナリズム，そして看護師の役割

ジョアン・アシュレイ 著　中木高夫 訳

四六判 /270 ページ / 定価 3,080 円

ヘルスケアを改善しようと試みた女性たち、すなわち看護師たちが直面した困難が公的に認識されることで、どのようにしてパターナリズムが、道徳的に弁解の余地がなく、社会的に損害をもたらし、深刻かつ組織的な不正を女性たちにもたらしてきたかということについての理解が深まる可能性がある
（著者によるまえがきより）

目次

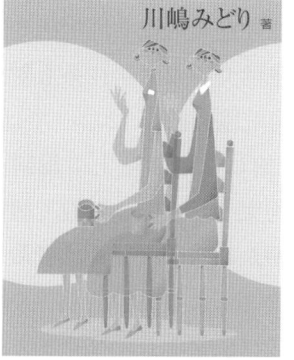

[ISBN 978-4-910759-33-3]

増補版　　　　　　　　　　　　　　**好評**

看護を語ることの意味

"ナラティブ" に生きて

川嶋みどり 著

四六判 /256 ページ / 定価 2,530 円

川嶋みどりコレクション第3弾!
ロングセラー書に関連論考を追加した決定版登場!
語り，問い続けてきた看護

おもな目次

実践を通して考える身体拘束予防

身体拘束を解除できた事例と「看護倫理ガイドライン」の活用

内山孝子 UCHIYAMA Takako ［神戸市看護大学］

はじめに

日本の高齢化率（65歳以上の人口の割合）は29.3％で，過去最高を更新している（総務省，2024）。日本は，医療の高度化を背景に，高齢者が病院に入院する割合が国際的にも高い（厚生労働省，2023）。入院治療を受ける高齢者は，疾患や治療による侵襲，生活環境の変化により，認知機能や身体機能の低下をきたしやすく，医療装置の自己抜去や転倒・転落等の事故リスクが高くなる。さらに，認知症をもつ高齢者の入院数も増加している中で，疾患の治療が優先される急性期病院では，高齢者への安全対策として身体拘束が実施されやすい現状がある（柴田他，2021）。

身体拘束は，紐や抑制帯を用いて対象者を椅子やベッドに縛ることや，ミトンやベッド柵などを用いて，対象者の動きを制限することと定義されており，身体拘束は高齢者のQOLを根本から損なう危険性がある（厚生労働省，2001）。海外でも身体拘束は倫理的に問題があることが指摘され，入院期間の長期化，高齢者の自立を妨げる要因になるといわれている（Amira et al., 2017）。

介護保険施設においては，切迫性・非代替性・一時性の三要件を満たした「生命又は身体を保護するため緊急やむを得ない場合」を除き拘束を行ってはならないとされており，原則禁止とされている。

しかし，病院（精神科病床を除く）においては，拘束に関する法的な規定はなかった。厚生労働省の調査（2017）では，調査の直近10年余りで身体拘束の数が倍増していると報告された。これは精神科病院を対象とした調査結果ではあるが，精神科病院に認知症高齢者の入院が増えている実情を反映していることを鑑みると，精神科病院だけが身体拘束の数が増えているわけではなく，一般病院にも同様のことが起こっていたといってよいだろう。

その後，2018年度の介護報酬改定では，施設系において身体拘束の実施の有無にかかわらず委員会等が未実施の場合，減算となるよう減算要件が拡大された。また，施設系だけではなく，認知症対応型共同生活介護や特定施設入居者生活介護など居住系も対象とされた。全日本病院協会調査（2024）では，「（このような）政策的には，制度上の規制を強化しつつ，身体拘束ゼロに向けた取り組みを行っているにもかかわらず，養介護者および養介護施設従事者等による高齢者虐待の相談・通報・判断件数は依然として高止まり傾向にある」としている。

また，2024年の診療報酬改定においても「身体拘束の最小化」に向けた対応が盛り込

まれるとともに，対応が実施されない場合は減算評価とされた[脚注]。

組織文化構築の重要性

　高齢者は，治療，手術，検査など侵襲のある処置を受けること，治療の場という非日常的な環境に適応することが難しく，せん妄，興奮，徘徊，睡眠障害などの周辺症状が出現しやすい。このようなことから，高齢者が入院するとなると，認知症という診断名がついているだけで，身体拘束の検討が始まるといっても過言ではない。認知症の程度にかかわらず「ニンチがある」という表現がされ，これには，医療安全上，医療行為に協力が難しく，転倒・転落のリスクがある患者，すなわち身体拘束が必要となる可能性がある患者という意味が含まれている。この表現からわかるように，認知症という診断名があるだけで高齢者の尊厳は守られにくい現状がある。

　身体拘束の開始を判断する明確な基準がなく，個々の職員の判断に任されることもあることが報告されている（倉田ら，2014）。とりわけ，急性期病院では，身体治療を優先させる傾向から身体拘束が必要な場合もあると身体拘束が容認される文化があり，さらに転倒予防を目的として実施されることも多い（齋藤・鈴木，2019）。夜間に周辺症状や医療に協力ができない状況が生じると，夜勤の看護師が対応に困るという理由から，身体拘束の適

応の有無にかかわらず，あらかじめ入院時に身体拘束の同意を得ておくことが当たり前のようになっている。そして，身体拘束の説明と同意は，ほとんど，全てといってよいほど，身体拘束される本人ではなく，家族に対して行われるのが実情だろう。身体拘束同意書に署名を得たことで，暗黙裡に入院中は転倒・転落のアクシデントを起こしませんというメッセージを家族に伝えているという側面がある。日常生活の中で，誰でも転倒するリスクをもちながら生活している。入院生活の環境の中で転倒しないことを約束することができるのだろうか。

　身体拘束ゼロを実現している病院や，身体拘束の廃止に取り組む病院がある一方で，超高齢社会を迎えた日本の臨床現場において，ますます身体拘束が増えていくことになるのではないかという危機感がある。それは，開始した身体拘束を解除することは，簡単なことではないからである。だからこそ，身体拘束解除ではなく，身体拘束予防ができる看護実践を推進する組織文化の構築に取り組んでいただきたい。

　こうした状況のもと，高齢者の尊厳を守ることや身体拘束をしないことへの関心が高まり，「医療や看護を受ける高齢者の尊厳を守るためのガイドライン」と「身体拘束予防ガイドライン」（日本看護倫理学会，2018）を活用しようと講習会や意見交換の場への参加者が増えてきている。しかしながら，高齢者の尊厳を守り，身体拘束を減らすということに関心が高い参加者に話を聞いても，解除するのは簡単なことではないという。身体拘束は，ライン抜去予防や転倒転落予防という患者のリスクをマネジメントし，患者の安全を守っているという理由から，身体拘束の解除を目

脚注：「医療機関における身体的拘束を最小化する取組を強化するため，入院料の施設基準に，患者又は他の患者等の生命又は身体を保護するため緊急やむを得ない場合を除き，身体的拘束を行ってはならないことを規定するとともに，医療機関において組織的に身体的拘束を最小化する体制を整備することを規定する」
令和6年度診療報酬改定の概要より　https://www.mhlw.go.jp/content/12400000/001238907.pdf

的としたカンファレンスは形骸化しており，身体拘束を継続する理由を確認し合う場となってしまっている現実があるという。

高齢者その人に関心を向けることにより，その人らしさの発見やケアのヒントが得られることは多く，その人の尊厳を守るにはどうすればよいかを考え創意工夫に満ちた実践を目指すことは，1人ひとりの看護職自身の成長，チームの活性化につながる可能性がある（看護倫理ガイドライン，p.13）。

事例紹介

青木さん（仮名），80歳代，男性。

胆石胆嚢炎による敗血症ショックのため集中治療の後，一般病棟に転入。血行動態は安定しており，末梢ラインから維持液と抗生物質を投与中であった。認知症があり，夜間に起き上がろうとし，末梢ラインの自己抜去，おむつを脱いでしまうということで両手にミトン型手袋（以下，ミトン）を装着，4点柵となっていた。

青木さんは，開眼していたがうつろな目つきで，あまり周囲に関心がないように見受けられた。青木さんに挨拶をすると，青木さんは，「よろしくお願いします」と目を合わせ，少し頭を持ち上げ挨拶を返した。両手のミトンを外すと，蒸れたにおいがあり，浮腫んでいた。青木さんの浮腫んだ両手をマッサージしながら話をしてみると，尿意があることがわかった。尿意はあるが，どうやってトイレに行けばよいかわからず，尿が出てしまった，その次からは，おむつ内にするしかないと思ったというのである。しかし，おむつ内に排尿した後は，不快であり，おむつを脱いだとしっかりした口調で話した。青木さんは，尿意があり，失禁ではないこと，仕方なくおむつ内に排泄しており，排泄後におむつを脱ぎたいと思い行動していることがわかった。

青木さんのミトン解除についてカンファレンスで検討されたが，「昨日の夜も点滴を自己抜去しているし，おむつも外す。どうしてここに居るかも理解できてないから，難しい。ある程度動けるから転倒・転落のリスクがある」とミトンを継続する必要性があるとの結論に至った。

青木さんは，尿意があるというものの，おむつ内で排泄を済ましてしまうことが続いていた。そこで，2時間ごとにトイレに誘導することとした。1回目のトイレ誘導では排尿がなかったが，トイレの後は自らハンドソープを使い，ていねいに手を洗い，手を洗った後は背筋を伸ばして鏡を覗き込み，頭髪を撫でながら整えるしぐさがあった。髭剃りを促すと，電気カミソリを受け取り自らひげを剃ることができた。青木さんは，数年前までファッション関係の会社の経営者として身だしなみに気をつかって生活をしていた姿が見えてきた。トイレ誘導を繰り返すうちに，日中はおおよそ4時間おきに排尿があることがわかり，数日後にはトイレで排尿できるようになったため，おむつから下着に変更することにした。下着からも，これまでおしゃれを楽しんで生活してきたという青木さんらしさがうかがえた。

転倒・転落のリスクは考えられたが，ミトンは解除することとなった。その後，青木さんは，トイレで排泄し身だしなみを整えられるようになり，日に日に，自発的な会話増えた。一時期は，もともと生活をしていた高齢者住宅での生活は困難だと考えられ，施設入所が検討されていたが，自宅に退院すること

ができた。

考察

医療を受ける高齢者が置かれている状況

高齢者が認知症と診断されていると，本人の意向や能力も軽視や無視されたりすることがある。また，医療安全面の管理に追われ，疾患の治療を優先させなくてはならない，そのためには一時的に尊厳が損なわれても仕方がないという思い込みが，その人の個別性を踏まえた対応を受けることができないという高齢者が置かれている状況がある（看護倫理ガイドライン, p.18-19)。

青木さんの場合も，胆石胆のう炎による敗血症性ショックのため緊急入院となった。末梢ラインの自己抜去があり，認知症もあることから，起き上がろうとする動作から転倒・転落のリスクも高いことから，両手にミトン装着，4点柵による身体拘束を受けていた。青木さんの安全を守ることと引き換えに，青木さんらしく生きる力を消耗させている対応となっていることに気づく必要がある。

高齢者その人に関心を向け
その人らしさの発見する

この事例では，うつろな目つきをしている青木さんが，目を合わせ，少し頭を持ち上げ挨拶したこの瞬間を逃さず，青木さんの浮腫んだ手をマッサージするという快の刺激を与えながら青木さんの持てる力を見出している。しかしながら，一度開始された身体拘束を解除することは簡単ではない。身体拘束は，患者の安全を守るためという名目で実施されるが，真にそうであろうか。ケアを提供する側の安心のために実施しているということにな

っていないか，その事例ごとに考えていただきたい。

日常生活援助の中で，身体拘束の必要性ではなく，その人自身に関心を向け，その人の行動の理由（例えば「トイレに行きたい」「落としたものを取りたい」「長時間座ってお尻が痛い」などの理由を察知する関わりが転倒・転落の予防につながる（看護倫理ガイドライン, p.59-60)。

この事例では，対象者に尿意があるという，本人の言葉を信じ，その可能性を求めてケアを提供し，身体拘束解除に向けての糸口をつかんでいる。トイレの後，自らハンドソープを用いて手をきれいに洗う姿から，体調が不安定で安静が必要であり，思うように活動できなかったにしても，床上で排泄を余儀なくされ，日常のように身だしなみを整えることができなかったことはどれ程苦痛であっただろうということに関心を寄せることが，青木さんの持てる力を引き出すために重要であることに気づかされる。

高齢者その人に関心を向けその人らしさを見出し，身体拘束予防に取り組むために，医療や看護を受ける高齢者の尊厳を守るためのガイドライン（高齢者だけでなくすべての方を対象と考えていただきたい）の理解と活用をして頂きたい。中でも，高齢者をひとりの人として尊重するためのチェックリストを定期的に活用し，日頃の看護実践の振り返りをすることは，看護組織文化の変革につながることが期待できる。

身体拘束をせずにケアを行うために
──3つの方針（看護倫理ガイドライン, p.81）

1. 身体拘束を誘発する原因を探り除去する。

2. 5つの基本的ケアを徹底する。

①起きる，②食べる，③排泄する，④清潔にする，⑤活動する

3. 身体拘束廃止をきっかけに「よりよいケア」の実現をめざす。

5つの基本的ケアの中でも，トイレで排泄できるということはその人の尊厳を守る最も大切なことであり，基本的日常生活援助（看護倫理ガイドライン，p.37）である。排泄の援助は，尊厳の砦ともいわれるほど重要なことである。おむつ内に排泄していても，失禁と決めつけず，尿意があるのか，トイレで排泄できる可能性はあるかを検討しながら排泄援助を提供したい。時間でのおむつ交換，長時間使用できるおむつだから，ケアの簡便化・コスト削減のために最低限のおむつ交換をするという方向性で看護しているという話を聞いたことがある。これが本当に高齢者の尊厳を守ることができる看護となるのだろうか，多忙な日々の中でも常に意識しておきたいものである。

*

この事例とは離れるが，車いすにベルトで固定され，ナースステーションで見守られている高齢者について私見を述べたい。

高齢者「トイレ，お願いします」

看護師「さっき，行ったばかりです。おむつしてるから大丈夫ですよ」

このような会話が，あらゆる場所で繰り返されている。車いすにベルトで固定されている高齢者はもれなくおむつが着用されているのではないだろうか。車いすにベルトで固定されている高齢者は，1日のうち何回トイレの便座に座る援助を受けているだろうか。車い

すに座ることができる人はぜひともトイレの便座にも座れる援助を提供していただきたい。

以下は，身体拘束率が高いことを憂い，身体拘束率を減らすことに取り組んでいる病棟看護師長からの報告である。看護倫理ガイドラインを自組織で活用し，看護ケアの見直しを行った。スタッフは思い切って車いすのベルトを中止し，ある程度のインシデント・アクシデントの数が増えてしまうのは仕方がないと腹をくくったが，転倒・転落のアクシデント報告書数は増えず，むしろ少なくなった。患者がトイレと要望した時には，すぐにトイレ介助ができるように変化し，スタッフが患者に関心を示すようになり，患者との会話も増えた。自然発生的に看護師同士の患者の情報交換が行われるようになった。安全ベルトは患者ではなく，自分たちの安心ベルトであったと報告された。

身体拘束ゼロを目指すなら，身体拘束予防に取り組もう

身体拘束は，人間としての尊厳を損なう行為であり，身体拘束をゼロにしなければならないということは，理解しているが，患者の状況，特に認知機能の低下した患者，せん妄のある患者の安全を守るために，ある程度の身体拘束はやむを得ない。身体拘束を解除して，末梢ラインの自己抜去であれば，再挿入すればよい，もちろん輸液以外の方策はないか検討し相談もするが，転倒して骨折となると，本人と家族，組織にとっても多大な損害となる。身体拘束の基準やカンファレンスの仕組みはあるが，現場に任せている。複数の看護管理者から看護倫理学会臨床倫理ガイドライン検討委員会が主催する看護管理者応援研修を開催する度に，このような意見が出さ

れる。

　その一方で，自施設の取組みを紹介できるようにも変化してきている。身体拘束が不要であったと考えられる事例の集積をし，自組織で行っている不要と判断できる基準を作成し，身体拘束の開始をしなかった事例の集積をすることで，自組織の身体拘束開始規準の見直しに取り組んではどうだろう。

最後に

　もう1つ紹介したい事例がある。

　山田さん。90歳代女性。パーキンソン病で内服薬のコントロール目的で入院。問いかけに応えるが自発的な発語はない。体重32kg。主介護者，長女。

　内服のコントロールの目途が立ち，退院の日を決定する段階にあった。排泄は定時でおむつ交換が計画され，午前と午後に車いすで過ごす計画が立案されていた。車いす移乗は全介助であるが，協力動作が得られるレベルであった。

　トイレ介助をされていなかったが，トイレを誘導すると同意が得られ便座に座った。座った途端，大量の排尿があり，「便も出る……」腹圧をかけようとするが腹圧がかからず，「掘っちゃおっと」ニヤリと笑い，自ら摘便をしようと指を肛門に入れようとした。その素早い動作に驚かされた。ベッドに戻って摘便することを説明すると納得が得られた。摘便後に，「ありがとう。ありがとう。さっぱりした。どれだけお礼を言っても足りない」と山田さんは両手を合わせた。まるで別人のようであった。その後，長女の面会時にこの出来事を説明すると，長女の目からは涙が溢れた。「ありがとうございます。母はおむつをとても嫌

がっていました。ぎりぎりまで我慢していました。母がトイレに行きたいと思っていることを看護師さんに伝えられないでいました」。

　長女「お母さん良かったね。おやつ食べる？　何がいい？」

　山田さん「あんパン」

　山田さんはきざみ食であったが食が進んでいなかった。長女が急いで買ってきたあんパンをおいしそうに食べることができた。

　山田さんは，失禁であり，多くの介助が必要で，自発的な会話ができないのではなく，もてる力を発揮できる関わりを受けることができていなかったということが解る。山田さんと長女が体験しているのと同様のことが，さまざまな看護の場面で起こっていないだろうか。

本稿は『看護実践の科学』2019年10月号掲載論考をもとに加筆・修正したものです。

［文献］
Amira G. Eltaliawi, Mohamed El-Shinawi（2017）. Restraint use among selected hospitalized elderly patients in Cairo, Egypt, BMC Res Note.10. 633-641.
厚生労働省（2024）．令和6年度診療報酬改定の概要．https://www.mhlw.go.jp/content/12400000/001238907.pdf
日本看護倫理学会臨床倫理ガイドライン検討委員会（2018）．看護倫理ガイドライン．看護の科学社．（看護の科学新社より改訂版刊行の予定）
　学会HPよりPDFがダウンロードできます．https://www.jnea.net/publication/guideline/
厚生労働省（2023）．令和5年（2023）患者調査の概況．https://www.mhlw.go.jp/toukei/saikin/hw/kanja/23/index.html
倉田貞美・牧野公美子・村上静子・國井雪絵，小杉山友里・中村早希他（2014）．一般病院における認知症高齢者への必要な身体拘束防止の取り組み．日本認知症ケア学会誌(12)．763-772.
齋藤甚・鈴木久義（2019）．入院患者における身体拘束に関連する要因の検討．日本老年医学会雑誌56(3)，283-289.
全日本病院協会（2024）．介護施設・事業所等における身体拘束廃止・防止の取組推進に向けた調査研究事業報告書．https://www.mhlw.go.jp/content/12304250/001248505.pdf
柴田明日香・佐々木八千代・白井みどり（2021）．看護師が一般病院で身体拘束を行う理由と高齢者の特徴．大阪市立大学看護学雑誌，7，1-10.
総務省（2024）．統計からみた我が国の高齢者．https://www.stat.go.jp/data/topics/topi1420.html

刊行案内

株式会社看護の科学新社 〒161-0034 東京都新宿区上落合 2-17-4 Tel 03-6908-9005 Fax 03-6908-9010
E-mail sales@kangonokagaku.co.jp URL https://kangonokagaku.co.jp

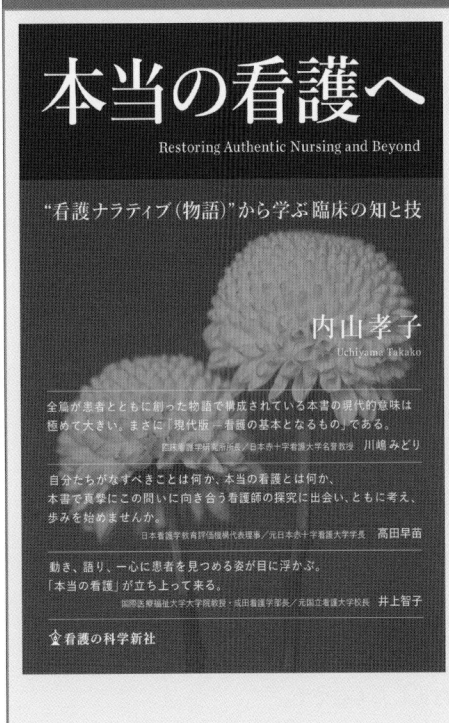

本当の看護へ

増刷出来

"看護ナラティブ（物語）"から学ぶ

臨床の知と技　　内山 孝子 著

A5 判変型 /224 ページ / 定価 2,420 円

全篇が患者とともに創った物語で構成されている
本書の現代的意味は極めて大きい。
まさに「現代版―看護の基本となるもの」である。
臨床看護学研究所所長／日本赤十字看護大学名誉教授　川嶋みどり

自分たちがなすべきことは何か、本当の看護とは何か、
本書で真摯にこの問いに向き合う看護師の探究に
出会い、ともに考え、歩みを始めませんか。
日本看護学教育評価機構代表理事／元日本赤十字看護大学学長　高田早苗

動き、語り、一心に患者を見つめる姿が目に浮かぶ。
「本当の看護」が立ち上って来る。
国際医療福祉大学大学院教授・成田看護学部長／元国立看護大学校長　井上智子

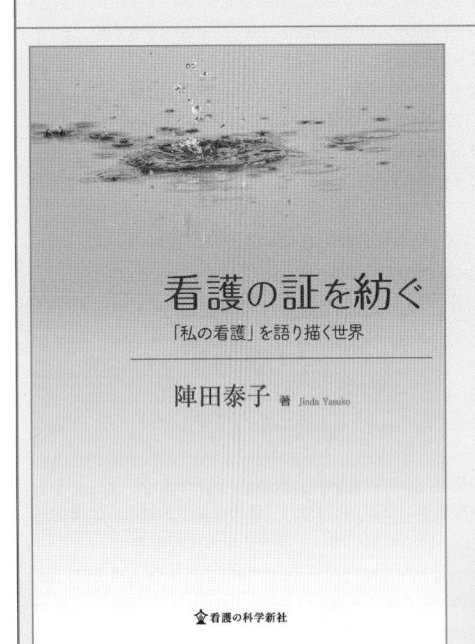

看護の証を紡ぐ

「私の看護」を語り描く世界

陣田 泰子 著

四六判 /168 ページ / 定価 1,980 円

めざす看護があるからこそ, もがき, 悩む
"常に動く"現場で, さまざまな状況にも対応する
エキスパートナースへ――
自分の看護実践を見つめ,
自問自答の中でつかんだ一人ひとりの成長物語。

■おもな目次
序章　自らの看護を言葉にし, 検証しつづけること
第 1 章　瞬時に飛び交う、看護の知
第 2 章　時間経過の中で育まれる看護の知
第 3 章　エキスパートナースの苦悩
第 4 章　看護の知の物語を紡ぐ
第 5 章　コロナの時代を経た看護教育のゆくえ

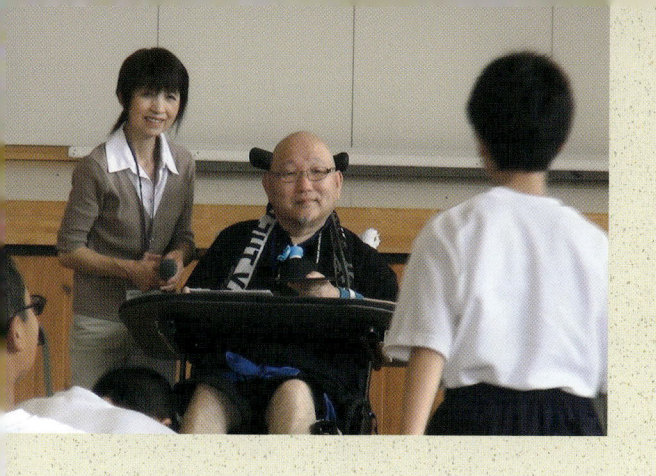

あなたの心に 低く唸るように鳴り響け❗

第16回 人から学び成長しよう

僕の詩は　書いた僕の感性と
読んだあなたの感性とで　創り上げられ完成する

心ノ詩人｜武久ぶく TAKEHISA Buku

人から学ぶ

自分の気もち一つで
他人を味方にしたり敵にしたりしてはいないかい?
自分の好き嫌いで判断してはいけない
自分は苦手だからと敬遠してはいけない
自分にとって得なのか損なのかで決めてはいけない
選り好みの人間関係では、人として成長しない
嫌いな人からも苦手な人からも学ぶことは沢山あるのだから

> 自分の好きな人や得意な人と関わるだけではいけないそれでは人として成長しない、自分が嫌いな人や苦手な人からも学ぶことは多い

いいじゃないか

誰からも認めてもらえなくてもいいじゃないか
自分が自分を認め、自分で満足しているのなら
いいじゃないか
誰からも褒められることもなく、応援されることがなくても
自分の一度きりの人生だ、胸を張って進めばいい
自分の人生を精一杯に生きているのなら、それでいいじゃないか

"先輩の後姿から学べ"と言われて育った看護師、さまざまなその後姿に唖然とすることもある。
しかし、いかに学ぶのかを自らに問い育んでいると、看護の醍醐味に気づき没頭する。
──────メッセンジャーナース・村松静子

精一杯生きている先には感謝の言葉があった!

大泣きで朝食を済ませ，妻を待っていた。
誰が来ようとも，用件が何であれ，話ししたら泣いてしまう。感無量という一言では言い表せっこない感情だった。間欠泉のように思い出のアルバムから，懐かしさや切なさが込み上げる。
回想するにはあまりに沢山の場面，その時々の気持ち，今になって全てが感謝に姿を変える。「おはよう─かえろっ」これ以上，言葉では僕の裁量では表せない。二人，せぇ～の「お世話になりました！」

〈本名〉武久明雄：1959年生。44歳で脳幹部出血，一命は取り留めたものの四肢麻痺となる。

にできるはずもないのですが。

それからもの書きの仕事をするようになって、取材で英国の水辺の「籠屋」を訪れたとき、このことを思い出しました。そこでは、店の奥で植物の葦を用いて女性がひとりでカゴを作っていました。客が来れば応対し、週のうち何日かは店を閉め、その地方独特のヨシ刈りのボート（大きなたらい舟のような）に乗り、川に出てヨシを刈り、運んで乾かし、そして編んで籠を作っていたのです。私も一つ買って彼女にお金を渡すと、彼女はその手を誇らしげに開いてみせ、「ほら、一つの仕事の始まりから終わりまで、プロセスのすべてがこの手のなかにある」といったのです。私はあれほど満ち足りたひとの顔を、見たことがありません。

分業制は、この人間らしい労働の喜びを、少なくとも一つ、奪ってしまいました。工場労働に限らず、以前はひとりでまかなっていた労働の一部をスペシャライズして下請けに出すシステムは社会の様々な場面で見出せます。それでなくては機能できない社会になってしまったのかもしれません。生産現場だけではなく、例えば現代の教師の、過酷な「労働環境」では、昔のように一人の担任教師が生徒一人一人の家庭環境や抱えている

悩みまで首を突っ込む余裕などなく、心の相談室や学校カウンセラーがそれを担います。大病院でもそれに似た機能があることでしょう。頻繁に病院通いをする友人は「パソコン画面ばかり診て、こちらを見ないまま診察する医師が多くなった」と嘆きます。

専門性に特化したスペシャリストが存在するのは素晴らしいことですが、自分自身を一個の歯車のようにみなし、「全体性のなかで生きる自分」を見出す努力を怠れば、何か大変なことが起きるような気がします。

久松シノ先生の心のひびのお話も、胸を打ちました。人間らしい、柔軟な心を保持していらっしゃるゆえに、ひびが入るのだと。となれば「ひび」とは、絶え間ない省察の証しではないかと思いました。ひびが入って、そのまま崩壊に至らぬよう、持ち堪え持ち堪えするためにどんなに「力」が必要であったことか。

みどり先生のお手紙にあった「むしろ鈍麻にならなければ燃え尽きてしまう」というお言葉からは厳しい現場の状況がひしひしと伝わってきます。そういう話を聞くとき、私はいつもナイチンゲールが追悼文を送ったアグネス・ジョーンズのことを思います。看護の仕事に忠実なあまり、自分の体も顧みず結

局は「殉職」してしまった壮絶なアグネスの生き方。胸を熱くしつつ、けれどその生き方は違う、といつも感じます。そして次に、みどり先生が労働条件の改善のために運動されたときのことを思うのです。先生のご姿勢からは、医療の施し手も受け手も、みんなでよりよく生き抜こう、とるべき最善の道を目指そう、という信念が感じられます。

小児病棟に勤務されていた折、我が子のように子どもたちを看護し、亡くなったら実の親とともに涙するみどり先生——親御さんは、どんなに慰められたことでしょう。そして、こういう方が我が子の看護をしてくださっていたのだという事実は、親御さんたちを救っていたに違いないと思います。看護師なのに泣くのはみっともない、と言い放った医師、それはプロであるならば自分自身を歯車の一部に徹せよ、という分業化の思想です。「医師・患者関係を一方的なものにし」「市民（患者）不在の医療が」続いたのも、大きくいえば、この流れに入るのではないでしょうか。それに対して「どんな場合も心に鎧を着せてはいけない」と思われるみどり先生。きっとここそが、真のプロフェッショナルの心の技の在り処なのだと思います。

分業制の罠

「秘そやかに進んでいくこと」と私たちの責任

梨木香歩

NASHIKI Kaho

みどり先生

庭に面した窓を開けると、沈丁花の花の香りが漂ってくるようになりました。三寒四温とはよくいったもので、冬から春へシフトする時期の、今は足踏み状態の只中にいます。今年はことさら、季節の足踏みの一つ一つ、持ち上げた足が高く、「真冬に逆戻り」や「夏のような日差し」についていくのが大変です。

人間社会もそうなのかもしれない、と思いました。残虐な戦争や独裁者の理不尽な言動になす術もない国際社会の有様がニュースとして流れてくるのをみると、暗黒の中世など過去のことと、安心していられない気分になります。

前回のみどり先生のお手紙にあった、『医療と人権』、取り寄せて拝読しました。先生のおっしゃっていた「明治維新で西欧医学をなわれた状態で仕事に向き合わせる、とい

採用した際」、偏った学びの結果「医師・患者関係を一方的なものにし」「市民（患者）不在の医療が続いて」今に至る経緯に光が当ったような気がしました。

同時に、西洋文明を貪欲に吸収することに余念がなかった明治の時代は、英国で産業革命がおきた頃だと思いつきました。その勢いは、日本にも影響を与えぬわけがなく維新から時をおかずして鉄道敷設を始めとして、それまでとはまったく違うスケールの変化を社会にもたらしました。製糸工場では機械化によって労働者は分業を強いられ、大量生産大量消費の道筋がつけられた時代ともいえるかもしれません。分業性は生産効率からいえば効果的なのでしょう（機械化を拒否したガンジーの先見の明には頭が下がります）。けれど、部分だけに特化して労働の全体性があらかじめ損なら鶏舎にいるニワトリは比較できる他の生活を知らないのだから、人間の場合と一緒くた

うことでもあります。

学生の頃、友人の一人がアルバイトで工場労働をしているという話をし、別の友人が家庭教師の方がよかったのではないかというと「でも楽なんだ、そこにだけ手元に意識を集中させていればいいんだから、他のことを考えなくてすむ」といっていたのをなぜか印象深く覚えています。それはたまたまアルバイトだからそんなことをいっていられるのでは、と話は続き、しまいには鶏舎のニワトリも、他に何も煩うこともないこの生活が楽だと思うだろうか、という発言（疑問？）も飛び出しました。身動きもできないような狭いところに押し込められて一生を生む機械として終える運命。彼らがそこで満足しているなどと夢にも思えない発想でした。生まれたときか

よる流れ作業のもとで、機械の歯車の一つに
なって単純労働を繰り返す労働者の姿は、そ
の昔、有楽座で観たチャップリンの映画〝モ
ダン・タイムス〟の記憶とも重なります。自
動給食マシーンの実験台になって振り回され
るチャップリンの演じる労働者の姿は、笑い
を誘いながらも喜劇といって済まされない後
味だったことを覚えています。

日本の医療の場ではどのようであったでし
ょう。医療の原型は医師対患者関係で成り立
ち、看護師が医師の診療業務に関連する業務
を一手に引き受けて行うという時代が長く続
きました。調剤、小検査、事務、会計、調理、
配膳、洗濯、清掃などなどです。

戦後になってこれらを専門に行う職種が生
まれますが、完全に看護師の手から離れるの
にはかなりの期間を要しました。やがて、医
療技術面でも多数の新しい職種が誕生（現在
四〇種類以上）し、それぞれの専門性を発揮
して患者中心の医療を遂行するチーム医療の
概念が生まれました。その際求められるのは、
チームを構成するメンバーの技術水準と、各
専門職種間の避けられない溝をどう埋めるか
ということです。私は、医療における分業の
『罠』は、多職種間のあいだよりも、むしろ、
現在の臓器別に細分化された診療区分の専門

化に多く見出されると思います。詳述しませ
んが、自分の専門領域のみに関心を寄せて患
者の全体像を見失いがちな医師の診療は決し
て珍しくないからです。

病院看護の場合、入院患者さんの一日は二
四時間ですが、看護師の労働時間は一日八時
間ですので、時間帯における分業は必須です。
ケアを行うという点から、個人の責任感が希
薄になってケアのレベルが低下しがちです。
各勤務帯のシフトごとに必要な情報を共有し
て切れ目のないケアを必要に応じて実践する
ことになります。また、限られた人員で個々
の患者さんの日々のケアを行う上で、いろい
ろ工夫が必要なことは申すまでもありません。
たとえば、その日の入院患者さんに予定され
ている医療的処置等を漏れなく実施するため
に、与薬、注射、湿布、検査などの仕事を割
り当てで実施する仕事中心の体制（分業）と
か、複数の看護スタッフがチームを組んで複
数の患者さんをケアするチームナーシング、
また、一人の看護師が数名の患者さんの入院
全期間の責任を持つしくみなどです。ただ、
いずれの体制も看護師の複雑な勤務体制によ
って日々継続できない事情があり、患者さん
から見て、誰が自分の看護に責任を持ってい
るのかが不明ということになりかねません。
また、ケアのプロセスがどんなに至難であっ
ても、アウトカムとしての患者さんの喜びを

分かち合う看護本来の醍醐味も、断片的なケ
アでは味わうことができません。

しかも、いずれの体制にも落とし穴があり
ます。仕事中心の場合、ダブルチェックのシ
ステムがないと医療過誤になる恐れがあるこ
と。チームナーシングの場合はチーム全体で
ケアを行うという点から、個人の責任感が希
薄になってケアのレベルが低下しがちです。
考え方としては患者中心にもっとも近い受持
ち制も、患者さんの病状や病態による負担が
一人の看護師に加わること、個々の看護師の
レベルによってケアの差ができるなどがある
ほか、スタッフ間での情報共有が偏りがちな
のも見落とせません。

さらに、人間をケアする専門職としては、
患者さんの心身面、生活行動面、そして社会
的存在としてのあり方の全てが連動して人間
らしさを形成していることを大前提にすべき
です。分業化の思想に陥らないことと同時に、
専門分化を進歩ととらえるべきではなく、あ
くまでも、患者さんの全体像へのアプローチ
を忘れてはならないと思います。

一　梨木香歩作・小沢さかえ画：岸辺のヤービ、福音館書店、
　　二〇一五.
二　梨木香歩作・小沢さかえ画：ヤービの深い秋、福音館書
　　店、二〇一九.
三　梨木香歩作・小沢さかえ画：ヤービと氷獣、福音館書店、
　　二〇二五.

人間をケアする専門職として忘れてはならないこと

川嶋みどり

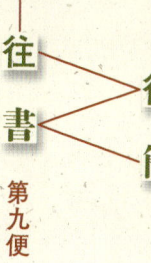

KAWASHIMA Midori

香歩さま

早くお返事を書こうと思いながら、"マッドガイド・ウォーターシリーズ"に登場する湖沼地帯の小さな生き物、ヤービとその仲間たちの冒険の日々の物語『岸辺のヤービ』『ヤービの深い秋』『ヤービと氷獣』にすっかりはまってしまっていました。権力をかさに予測不能なリスクを世界中にもたらしている一人の男の言動をよそに、作家香歩さんのみずみずしい感性と自然への暖かいまなざしを存分に分けて頂き、清々しい気持になりました。

子どもの頃、北京の自宅からほど近くの中南海・北海公園の湖畔で、音立てて開く蓮の花の上下を飛び交う糸トンボを追った夏の朝、冬には氷の張った湖上に出てスケートに興じながら向こう岸まで行ったことなどを思い出し、命の尊さ、他者への思いを結集した小さいけどしっかりしたヤービたちの住む世界、コミュニティでのできごとに浸っていました。

温暖化現象も戦争も山火事も水害も被害を蒙るのは地球上の全生物であるとの、かねてからの思いが、この小さな生き物たちの姿や対話から再確認でき、物語の持つ牽引力の強さうものをつくるなど、生活のあらゆる場面に圧倒された次第です。そして、患者さんの尊厳を守り人間らしく生きていくことを支援する看護師として、フィジカルな面だけではなく全地球を視野に入れた、いのちの営みについて考えてほしいので、若い看護学生たちにぜひ読んでほしいと思いました。

さて、今回のお手紙にあった、手製の籠を売る英国のお店で、川辺のヨシを刈り取って干して編んでつくった籠を売るまでのプロセスを、「誰の手も借りず一人でやり遂げた」と語った女性の誇らかな表情は、まさに人間らしい労働の喜びそのもので、その喜びを奪った一つが分業ではないかとの香歩さんのご意見に共感しました。そこで改めて、私は、人間の労働のルーツを辿って見ようと思った次第です。

原始時代、樹上から地上に降り立って後足だけで体重を支えた祖先たち。飢えを防ぐための狩りや植物採取、安全な住処や身にまとうものをつくるなど、生活のあらゆる場面で自由になった前足を"手"としてフル活用したことでしょう。そして道具を作って使うなど、地上での新しい生活環境を生き抜くための人間として必須な営みとしての労働でした。こうして、自らの意志で諸々の変化を産む労働は、創造的でやり甲斐があり、その達成感は喜びの源泉になったと想像できます。

ところが、この本来の喜びとは距離を置いた労働のイメージが、産業の発展につれて作られてきたようです。ギリシャ時代の奴隷の苦役や、敗者・罪人に罰として課した労働などは例外としても、あの産業革命以来、利潤追求する資本家のもとで雇用される労働者の働きが商品化され、長時間労働や低賃金による生産性向上とコスト削減がさまざまな矛盾や格差を労働者にもたらしました。分業化に

最　終　回

日常の「食事」について考える その2

中尾理惠子

NAKAO Rieko

公益社団法人長崎県看護協会県央支部長・向陽学園看護専攻科非常勤講師

日 常の食事で努めていること・大切に感じていること

④安全に食べる（できるだけ作って食べる）

コンビニエンスストアではいろいろなものが手に入り便利です。「おにぎり」「サンドウィッチ」「お弁当」……なんでも手に入ります。しかし売られている商品の裏を見て私は驚きました。サンドウィッチ1つになんと多くの添加物が入っていることでしょうか［写真1］。

市販のパンやお菓子の裏面に貼られた表示ラベルを見ると，記載された添加物が多いのに驚きます！　コンビニやスーパーの食品は工場で生産され運ばれてくるので，腐敗防止，風味安定等のためにさまざまな添加物が入っ

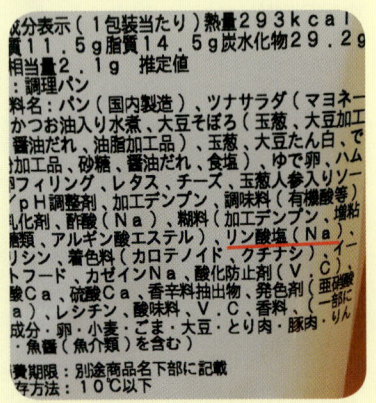

［写真1］表示ラベル

ています。そして賞味期限がしっかり記載されています。添加物表示をご覧になってください。こんなにたくさん！　ときっと驚かれると思います。

市販のおにぎりやサンドウィッチは3日程，腐敗しないそうです。保証期間は36時間となっています。しかし製造元には安全率を2倍にし，72時間経ても品質が変わらないことがお店側から申し渡されているのだそうです[1]。

そもそも私たちの周囲は菌だらけです（中には酵母菌などよい菌も含まれています）。「腐敗するようになっている」ことが生命現象です。その生命現象を止め，腐敗が起こらないようにするために入れられているのがソルビン酸です。しかし，腐敗を止めた物を食べても大丈夫なのでしょうか？

ソルビン酸は加工食品の消費期限を延ばしてくれる便利な薬として使用されていますが，「薬」と「毒」は表裏一体です。食料品の1kgあたり1〜3gほどのソルビン酸の添加が認められているそうです（ソルビン酸の50％致死量はおおよそ368gだそうです[2]。私たちは一度にそんな量を摂取しませんから安心ではあります）。少量の摂取は肝臓が解毒もしてくれるでしょう。

また「ソルビン酸は人間の細胞には直接的に影響しないとされている」[3] とされているようですが，慢性毒性はないのでしょうか？

最近はソルビン酸ではなく，代わりにリン酸塩Naが使用されています。こちらもよほど摂取しないと危険はないようですが，普通に食事をとっているとリンも摂取できています。ですから余分なリンもNaも必要ではないと考えられます。

これらを摂取することは，解毒，代謝の機能をもつ肝臓や腎臓の負担になっていると思われます。

抗生物質もソルビン酸も，微生物に対する代謝阻害剤です。広範囲に加工食品に添加されはじめてから，それほど長い年月は経っていません。それらは最小限の，ある種の必要悪として用いられていることは理解しています。便利さを享受する一方で，化学物質の長期使用には注意が必要と考えるべきと考えます。

超スピード社会の今日，いたるところで効率化が求められています。その結果，食にも危険が及んでいると私は思います。前号で引用したように，流れである生命は，食べた物の一部は身体を作り，また壊され，排泄されています。現代社会では添加物ゼロの物を探すことは難しいですから，できるだけ添加物の少ない物を食べたいものです。

作って食べることで，添加物の摂取が極力抑えられます。自分で作ることで添加物を取らずに済みます。安全です。さらに，素材そのものの味やうまみが引き立ってきます。

手作りのお弁当が飽きないのはなぜでしょうか。私は「①添加物がない・少ない，②美味しい物を作って食べたい・食べさせたいという愛があるから」と解釈しています。

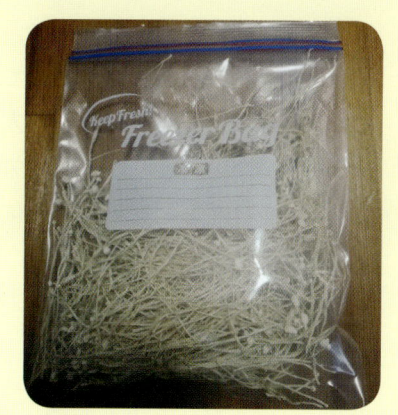

[写真2] エノキタケの天日干し
カラカラになるまで干しジップロックへ

⑤食材の工夫

私は骨粗鬆症なので，ビタミン，Ca，D，Kなどの食材を積極的に摂取するようにしています。ビタミンDを意識して摂取することも兼ねて，エノキタケは割いて天日干し（カラカラになるまで），乾燥剤を入れジップロックに保管 [写真2]，これを適量お味噌汁やスープに入れます。日光でビタミンD，乾燥で味が凝縮され，うま味が増します。

大根も，たくさんいただいた時は，干し大根にします。

いりこは，調理器具でミル（粉末）にし，お味噌汁に入れます。青魚なのでDHAやCaの摂取によいと思います。

⑥ゆっくり噛んで味わう

よく噛んで（30回くらい）食べることが推奨されていますが，よく噛むと甘味が増すのが感じられます。現役時代は仕事柄，早食いが習慣化されていたため，今はゆっくり噛んで食べるように努力しています。噛むことで，大脳皮質が刺激され，唾液が出て，消化しやすいように身体が準備します。噛むほどに，素材のうま味，甘みが感じられます。身体が整いやすいように食することが重要と思いま

す。ゆっくり噛んで，味わって，家族と会話しながら楽しく食べるのが理想です。食材のうま味を味わい，作ってくれた人の愛を感じる，団らんなどにより，食材の栄養価や味わう幸せで，自然と副交感神経優位になっていると思います。

⑦地域の特産物を活かす

しばらく前から，多くの人が飲み物は「ペットボトルのお茶」を活用しています。確かに便利ですし，会議等でもペットボトルのお茶が配られます。

しかし私は，昼食の時，長年急須で入れたお茶を必ず飲んできました。日本料理店で，たとえ食事が美味しくても，お茶がパックで出されると行きたくなくなるくらい私はお茶好きです。今一度，煎茶文化を大切にしましょうと言いたいです。

私が住む長崎県では，地元産の彼杵茶が知名度を上げつつあります。八女茶，嬉野茶，彼杵茶，知覧茶等，もともと九州にはお茶の名産地が多いです。

また地元の大村市は黒田五寸人参が特産です。色が濃くて甘い人参です。すりおろして

お醤油をちょっとかけると美味しいです（前号参照）。また，キャロットケーキにも最適です。

＊キャロットケーキ

キャロットケーキは紅茶とよく合うケーキです。

＊冬は具雑煮が美味しい

長崎県は日本一，島が多い海産県です。海の魚はスーパーで買っても新鮮です。青物魚はイワシなどもお刺身で食べられます。お魚の練り物（かまぼこ）も実に美味しいです。

⑧食材を味わう，作ってくれた人の愛を感じとる

急がず，ゆっくり，もう一度，食生活食を見直したいものです。私自身，若いときは共働きで，冷凍食品も数々使ってきました。それでも母として妻として，食事を作る時，家族に美味しく食べてもらいたいと思って料理をしてきました。

私は夕食作りに一番手をかけます。毎回，「今日の味はどう？」と聞きたくなります。じっくり時間をかけて，夕食時の家族の笑顔を想いながら夕食を作ります。「美味しいものを作って食べさせたい」思いが食事を通し

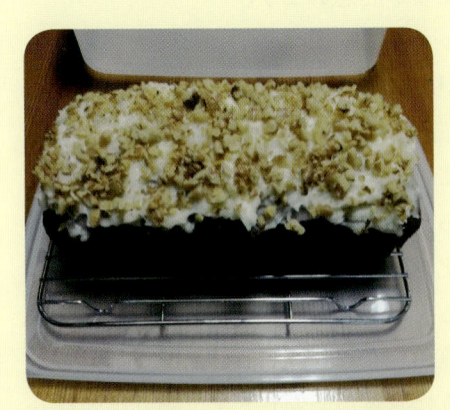

[写真3] キャロットケーキ
地元特産の黒田五寸人参を130g（1.5本），きび砂糖，シナモン1匙。上のクリームは，クリームチーズと粉砂糖とバターを練ったものです。
粒粒はクルミを乾煎りしたものです。
添加物が一切ないので素材の味が引き立ちます

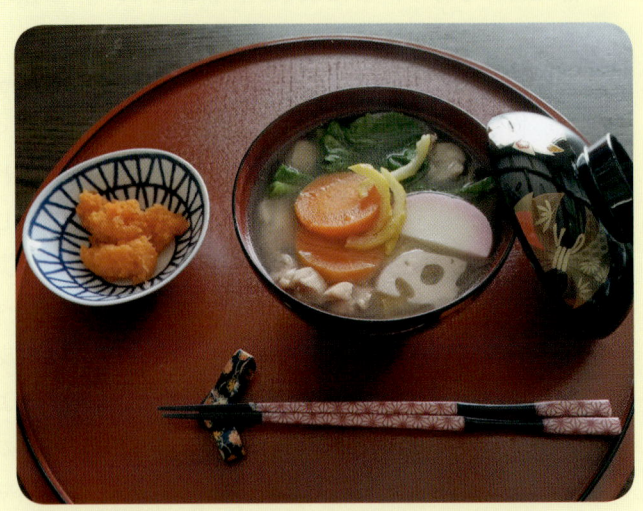

[写真4] 具雑煮
鶏肉やかまぼこで，よい出汁が出ます。地域の大根，人参，蓮根，シメジ，切昆布等，具だくさんです。餅を入れ，煮えたら最後に，ほうれん草または菜の花，柚子の皮を入れます（彩りよし）

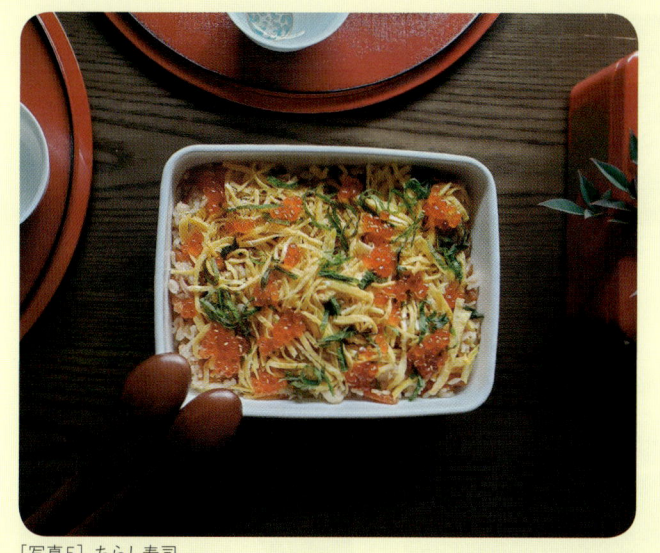
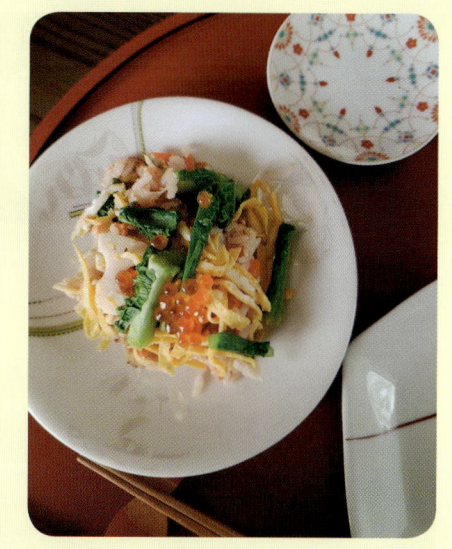

[写真5] ちらし寿司

て家族に伝わり，それが笑顔や喜び，そして脳内のオキシトシン増加や免疫力アップにもつながると思えます。

　1つひとつの食材をゆっくり（できれば目を閉じて……食に集中する）味わってみてください。しかも薄味で，できればそのままの味で。そうすれば1つひとつの食材が自分を主張してきます！「この〇〇はこんな甘みもあったのか，こんな味だったのか……」と，それぞれのうま味に気づかされます。

⑨彩り，盛り付け，できれば器にも気をつかう

　食事を作る時，食品成分表を見て作っている訳ではありません。難しく考えるのではなく，身体で覚え込み，"だいたい"の感じで作っているはずです。この感覚が大切だと思います。たとえば，食事は"だいたい"5色くらいになっていれば，5代栄養素が含まれているといわれています。そんな"感じ"で私は5色を意識し作っています。

　盛り付けは食欲に関係すると思います。私たちは食事の盛り付けや彩り，季節感，そして器も重視してきました。長崎県は波佐見焼など陶芸も有名です。ちょっと足を伸ばせば隣の佐賀県は有田焼，伊万里焼とあります。私は器も地域のものを多く使用しています。美味しそうと思える盛り付け，多すぎず少なすぎずの盛り付け方はとても重要だと思います。忙しい毎日の中にも，美味しく楽しく食べるために，こうした配慮をしたいものです。

⑩晩御飯のメインはお魚とお肉を交互に

　若い時には調理が簡単な肉料理を作ることが多かったです。魚の調理は苦手，煮魚は大変と思う気持ちはわかります。そこでおすすめするのは手間がかからない魚の塩焼き，ホイル焼き，みりん干し魚。

　また，鯖などの缶詰めの活用もよいです（缶詰めは海の上ですぐに処理をされ，添加物が少ない）。

＊簡単！さば缶のパスタ

　フライパンを火にかけ，オリーブオイルを少し敷き，ニンニクスライスを1かけ炒める（香りだし），さば缶1を汁ごと入れる。コンソメ1個，しめじを加え温め，最後にトマト

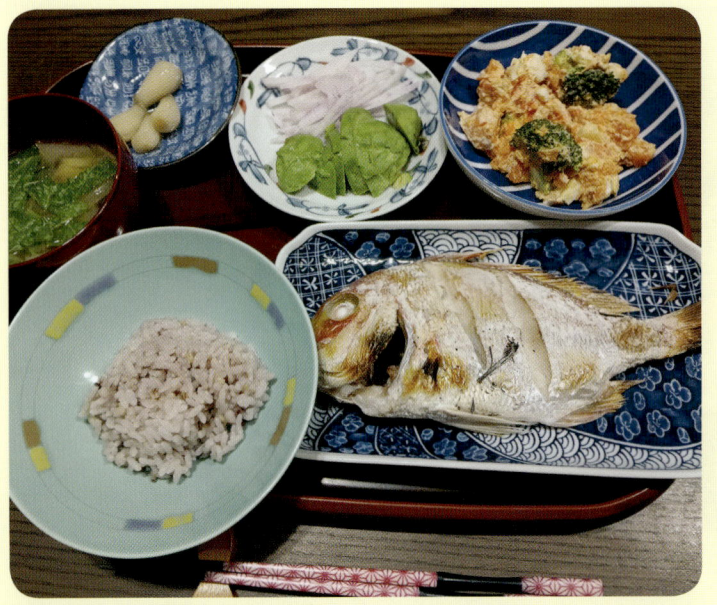

[写真6] 蓮子鯛の塩焼きと人参サラダ
蓮子鯛は地元長崎県産です。ご飯は7分つき米に雑穀米を混ぜて

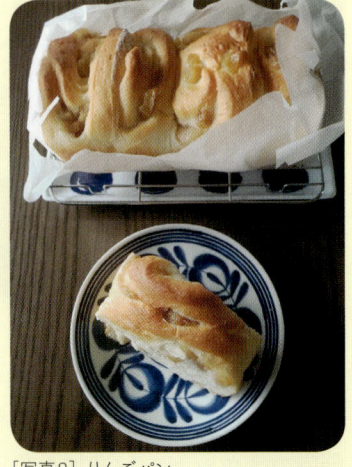

[写真8] りんごパン

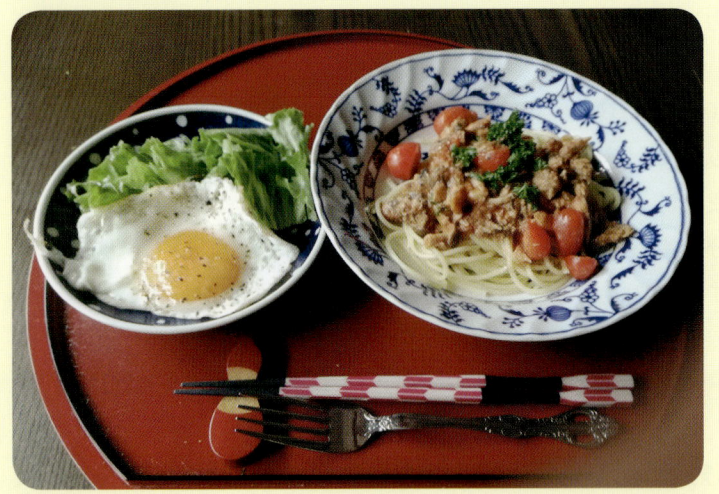

[写真7] さば缶のパスタ

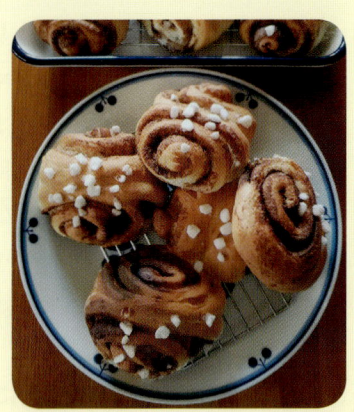

[写真9] シナモンロールパン
シナモンは毛細血管を強くする

を適量入れる。できあがったソースをゆでたパスタに載せ，パセリを散らす。

⑪簡単なお菓子作りやパン作りを楽しむ
＊簡単な材料で添加物なしのお菓子やパンは素材の味が深く，美味しい

パン生地は，強力粉，薄力粉，牛乳，バター，きび糖，イースト。添加物なし。健康に有害なトランス脂肪酸であるショートニングやマーガリンは全く使用せず。

＊いちご大福

材料：白あん，砂糖25g，白玉粉60g，水90mL（添加物なし）

白あんの玉を4つ作っておく。いちごを白あんで包む（冷蔵庫で冷やす）。白玉粉と砂糖25g，さらに水90mLを加え混ぜる。レンジ

600Wで1分加熱。ゴムベラで混ぜ，ひとまとめにする。さらにレンジ600Wで1分加熱。さらに混ぜ，ひとまとめにする。片栗粉を振るったクッキングシートに取り出し，4分割に切る。白玉粉でいちごの白あんを包む。

ま とめ

現役勤務の方々は，高速回転で毎日が過ぎ去っていることでしょう。その中でもお米を炊いて「一汁一菜」を作って食べる工夫をしてほしいのです。忙しい毎日だからこそ，炊き立てご飯とアツアツの具だくさんのお味噌汁で「あぁ，おいしい」とほっとしていただきたいと思います。

看護師として40年以上働きバタバタでしたが，振り返ってみれば，ゆっくり食事の準備ができない，じっくり味わえない毎日。あらためて，このような日本の状況はどこか間違っていると思います。

60歳を過ぎてやっと，ゆとりの生活になってきています。フルタイムの病院勤務を辞めた2020年6月からは特に食生活の質が改善しています。

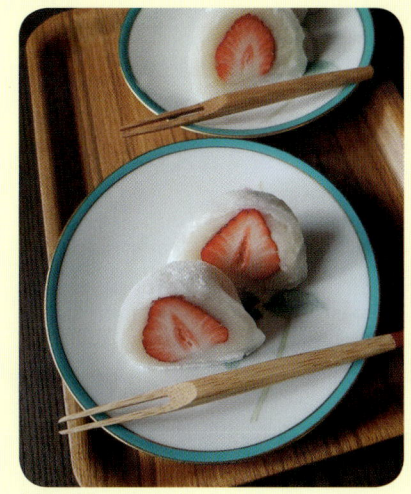

［写真10］いちご大福

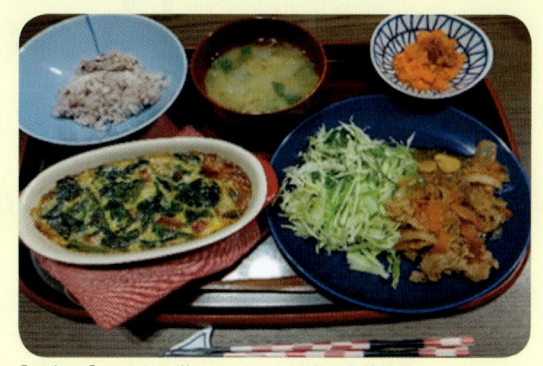

［写真11］ほうれん草のキッシュ，豚肉の生姜焼き
白米は実に美味しいですが、「米」に「白」と
書いて「粕：かす」と読みます。白米はかすかもしれません。
健康を考えて玄米や雑穀米が今や人気です。
私は白米と雑穀米を交互に炊いています

看護師は「健康の維持，増進」に関わる仕事なのに，忙しすぎます。そして疲れています。残業を減らし，働き方改革がもっともっと必要だと思います。多忙で不規則な職場環境ですが，食事を見直し，ちょっとした合間を作って季節の「旬の物」を安く入手し一汁一菜，簡単おかず作り（彩よしは栄養バランス良好），簡単お菓子作りも楽しんではいかがでしょうか。きっと元気を自覚するはずです。

ちょっとした野菜（わさび菜，しそ，ネギ，ミニトマト等）はプランターや庭の角に少し植えると，作物の成長と収穫が楽しめます。食費にも貢献しますし，無農薬です。

食生活を改善することで，オキシトシン放出に繋がり，元気をより実感させてくれるでしょう。その結果，患者さんや地域の人々への食事指導にも貢献できると確信します。「簡単自炊の勧め」を強調し，本連載を終了いたします。

［引用・参考文献］
1）福岡伸一：世界はわけてもわからない, p.54-55, 講談社現代新書, 2009.
2）1）に同じ, p.66.
3）福岡伸一：生命と食, p.48, 岩波ブックレット, No.736, 2017.
4）辰巳芳子：食といのち, 文春文庫, 2015.

{ 健和会のめざす看護 }

第5回
訪問看護ステーション　教育育成体制の構築
～法人理念「育ち学びあう」を組織する～

健和会訪問看護ステーション統括所長

小菅紀子 KOSUGE Noriko

はじめに
「健和会訪問看護は，地域の住民，患者の必要に応じてかたちづくられてきた」

　私たち医療法人財団健和会（以下，法人）の訪問看護は，当時柳原病院の外来看護婦たちによって始まったといわれています。1974（昭和49）年のことでした。訪問看護による効果は顕著でした。「とても頑固で怖いと思っていた老人が，訪問看護により笑顔を取り戻しました。（そのことが）外来看護婦を勇気づけ，訪問看護の必要性，重要性を鮮明にしました。そして，『この冬を温かくすごすために一人ぐらしの老人対策を検討してほしい』と区役所・区議会や福祉事務所に出向いて訴えるまでに至りました」[1] と記されています。

　1977（昭和52）年には柳原病院地域看護課が設置され，訪問看護専任の看護職員が配置されました。「寝たきり老人実態調査」の結果や東京都，自治体への交渉などから，訪問看護の助成が始まり，1983年（昭和58）老人保健法が施行され，訪問看護は診療報酬で点数化されました。患者，利用者，地域，社会の必要を私たちの先輩たちが訴え，運動し，制度化されていきました。そして1991（平成3）年の老人保健法の改正があり，「訪問看護ステーション」が制度化されました。

　1992（平成4）年，北千住訪問看護ステーションが東京都の第1号として開設され，健和会では，東京東部地域と埼玉県三郷市を中心に，最多16か所の訪問看護ステーションが立ち上がりました。「地域に開かれた独立型で，24時間365日患者・利用者が必要な時に連絡ができ，必要な時に訪問看護ができる，地域のどの医療機関とも連携ができること」を方針とし[2]，看護師である所長が，経営的な面も含め責任を持ち運営してきました。今もそれは変わっていません。

　2000（平成12）年に介護保険が始まって，訪問看護師は，医療保険と介護保険両方に関わることになりました。病院等医療機関だけでなく，介護保険下に始まった介護施設・事業所とも連携をとり，要介護者の在宅介護に関する相談や計画，連絡・調整を総合的に引

き受ける事業所，つまり居宅介護支援事業も訪問看護ステーションに併設することになりました。

2012（平成24）年，地域包括ケアをめざす介護保険改正で，看護小規模多機能型居宅介護（当時は複合型サービス）と定期巡回随時訪問介護看護が，訪問看護ステーションに併設できる地域密着事業として制度化されました。訪問看護は，「自宅／住まいへの訪問」という方法でしか，地域の療養者さんへ支援ができませんでした。ところが，地域密着事業に取り組むことによって，利用者さんが，「通い」，「泊まり」もでき，介護職員とともに，24時間365日対応できる施設を併設することができるようになったわけです。

健和会では現在，訪問看護ステーションが9か所（うち4か所がサテライト）地域密着事業として，看護小規模多機能型居宅介護が3か所，定期巡回随時訪問介護看護が1か所，認知症デイサービスが1か所あり，在宅療養者さんへのアプローチも「訪問」という点だけではなく，「通い」や「泊まり」という線や面で，在宅療養を支援する看護が，訪問看護ステーションにおいてできるようになり，地域の必要に応えて運営しています。それに伴って訪問看護師の看護実践フィールドは，地域の学校や福祉施設等対象は地域や利用者の必要に応じて，広がりを見せています。

それでは，地域の需要に応えられる看護実践ができる訪問看護師を育成していくには，どういった教育研修体制が必要でしょうか。訪問看護ステーションが制度化された年に立ち上がった法人第1号の北千住訪問看護ステーションが開設して，今年で33年目になります。私自身，20数年，訪問看護ステーションの管理者を担ってきましたが，少子超高齢

社会における2025年現在の訪問看護師の確保と育成は，ますます厳しい局面に対峙していると感じています。そんな中で当法人の訪問看護ステーションにおける教育研修体制の現状到達を振り返り，今後の課題に向き合っていきたいと思います。

1. 新入訪問看護師育成

わが国は，少子高齢多死社会を迎えるにあたり，誰もが住み慣れた地域で暮らし続けることを可能にする「地域包括ケアシステムの実現」を目指し，医療・介護の在り方を見直してきました。2013年社会保険審議会では，地域包括ケアの「担い手である訪問看護職員の確保を推進する新たな施策の展開が必要である」としました。しかし，「訪問看護アクションプラン2025」で目標とした「2025年までに15万人」には届いていません（2022年99,271人：厚生労働省）[3]。一方で，訪問看護ステーション数はうなぎ登りに増えており，紹介会社に頼らなければ人材を確保，維持できない状況です。

当法人訪問看護ステーションでは，看護師経験のある中途採用で，即戦力となる看護師を採用してきましたが，「将来訪問看護師になりたい新卒看護師に向け」に，2008年から卒後3年は病棟で勤務し，その後訪問看護ステーションに異動する「地域看護コースA」のプログラムを作成，2016年以降は，直接訪問看護ステーションに配属し，新卒から訪問看護ステーションで育成するプログラム「地域看護コースB」プログラムを作成し，実施してきました。

2021年に「地域看護コース」を振り返り，見直しをするため，入職時動向調査，実態調

地域看護（訪問看護）コース

地域の看護師として活躍したい方（診療所・訪問看護ステーション・介護施設など）向けのコースです・「地域看護」は疾患を持ちながら地域で生活する人々を支える地域包括ケアの要です。一貫した教育で、入職時から地域の看護師への成長をサポートします。

A 1年目は病棟からスタートし3年目に訪問看護ステーションに配属される

コースの概要
病棟に配属となり、病棟看護師としてまずは1人前になることをめざします。
病棟にいながら、訪問看護ステーションでの現場研修と集合研修や事例検討会に参加し、訪問看護ステーションに異動するための準備をすすめます。

B 1年目から訪問看護ステーションに配属

コースの概要
訪問看護ステーションに所属となり、病棟・診療所・介護施設などの施設で基本的な看護技術を獲得します。その後、訪問看護ステーションでの同行訪問をしながら訪問看護に必要な基本知識・技術を獲得し、訪問看護師としてひとり立ちしていきます。

C 病棟配属後地域看護コースへの異動を希望し途中からコースに参加

コースの概要
既卒看護師が訪問看護ステーションの研修に参加し、訪問看護ステーションへ異動するため準備をしていきます。異動の前年に現場研修と集合研修に参加します。

1年目：
（A）病棟勤務ステーションでの研修
（B）地域の施設で基本的な看護技術獲得

2年目：
（A）在宅ケアへの関心を高める
（B）訪問看護に必要な基本的知識・技術の獲得
（C）コースに途中から参加

3年目：
（A）ステーション勤務の準備
（B）訪問看護師として一人立ち

［資料1］ 健和会の地域看護（訪問看護）コース

査，在籍職員へのアンケートを行いました。結果，コースがあることで，新卒看護師として入職する動機になっており，処遇を見直し後（訪問看護手当の導入：夜勤手当がなくなり，訪問看護ステーションに異動することで，給与が下がってしまうことを緩和するため），訪問看護ステーションへの異動，定着率が増えていたこと，

またアンケートからは，地域看護コース生の「不安」や「困難」について課題が明確になって，プログラムの見直しができました[4]。

　また，「地域看護コースB」を実施し，新卒看護師を育成していくことは，それまで，中途採用即戦力となる看護師採用をしてきた訪問看護ステーションに，学び育ちあう，生

み育んでいく職場環境，雰囲気を創り出しました。それまで，マイナス面でしか受け止めていなかった看護学生実習についても，実習担当者が集まり，実習受け入れ中に困ったことや対応方法などを話し合い，看護学校の教員から，Z世代対応方法等の講義を受け，実習受け入れ時のマニュアル策定など，将来の訪問看護師にまで育成アプローチが広がってきています。

　結果，本人や同級生が当法人の訪問看護ステーションで実習した経験がある，また「地域看護コース」があることを教員などから聞いて，採用面接に来る看護学生も増えています。「地域看護コース」を設置したことで，訪問看護師の安定的な人材確保と育成としてだけでなく，法人全体の看護師確保定着育成につながっていると今は確信できます。ただ，「地域看護コース」があることをもっと知ってもらうことは必要ではないかと思います。

2. 役職者・管理者〔マネジャー〕の育成

　1991年，訪問看護ステーションの制度化から，職員は常勤換算2.5人以上，管理者は

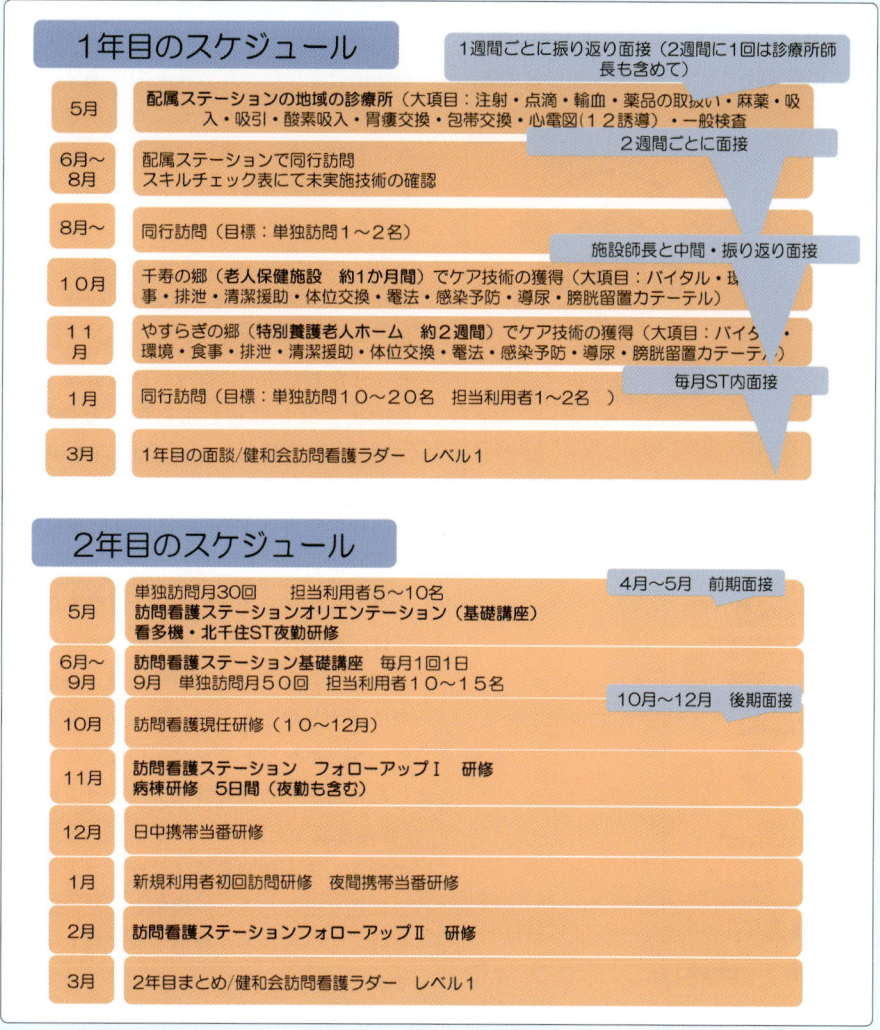

［資料2］健和会訪問看護ステーションプリセプターマニュアルの一部

看護師または保健師等，訪問看護事業運営上，さまざまなルールが敷かれるようになりました。2000年に介護保険がはじまり，介護保険サービスとして訪問看護が位置づけられると，訪問看護ステーションの管理者は，医療保険だけではなく，介護保険上のさまざまなルールの「法令遵守」「リスクマネジメント」等というマネジメントの任務を多く担うことになりました。

健和会では，すべて1人の看護管理者に，事業所運営に関するマネジメントを課すのではなく，ISO9001品質マネジメントシステムを導入し，2005年〜2015年の10年間認証を維持し，そのシステムを定着させてきました。1人の看護管理者のマネジメント力ではなく，組織全体で，統一した考え方のもと，

当法人の訪問看護ステーションが，訪問看護未経験者でも新卒者でも，育成してきた強み，蓄積してきた経験知や実践知を残していくことはできないだろうか。そんな思いを抱いていた折，2020年に『訪問看護アイデアノート』（照林社，2021）の制作依頼を受けました。現場現任研修として，「訪問看護実践の中で，役立つ知恵と工夫，

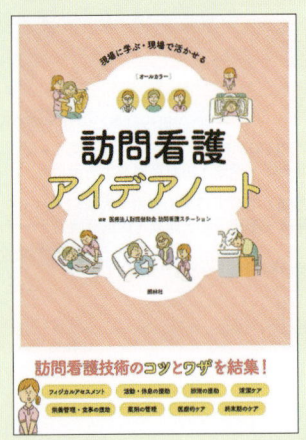

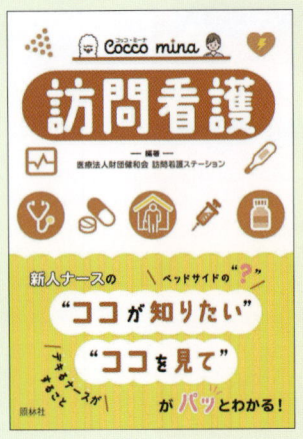

現場のアイデア」を法人内の訪問看護ステーションから集めました。それを，現任研修や学習会の企画運営を行っている，認定看護師たちに整理してもらいました。発刊するまで，足かけ2年かかりましたが，在籍職員みんなが少しずつ関わることができました。ファイルに入ったままでなかなか活用できなかった数多くの作業マニュアルの見直しと，目で見てわかること，自分たちが手がけたことで，どこに書いてあるか，伝えることができ，新人訪問看護師は，自ら学ぶことができるようになりました。

2023年には，新人ナース向け「訪問看護」のポケットブック制作の依頼をいただき，「地域看護コース」生の育成にたずさわっている経験のある主任たちが中心になり『訪問看護（Cocco mina）』（照林社，2025）作成しました。「訪問看護は，1人で判断し，実践しなければならない場面が多いから，確認ができて，不安が解消できる『訪問看護の相棒』になるといい」「自分の事業所の独自ルールがあるBCPなどは貼り付けて，自分なりにカスタマイズできるといい」「訪問先は，家によっては，照明が暗いし，本だと読めないかも。スマホはいつももっているから，電子書籍の方がいいのでは？」などメンバーみんなの新人育成経験と思いが，ポケットブックという形になっていきました。当法人訪問看護ステーションの強みである「教育育成が充実していること」を形に示すことができ，法人訪問看護ステーションの編著として世に送り出せたこと，組織として，訪問看護師を育成していることを発信できて嬉しく思っています。

開始当時13か所あった訪問看護ステーションが「顧客（利用者）重視」「法令遵守」「法人方針（事業方針の実現に向けて）」を基盤として，運営し，組織されていったように思います。

　例えば，「顧客（利用者）重視」という視点では，訪問看護計画のモニタリングや顧客満足度調査インシデントクレーム報告ルール化をし，訪問看護ステーション全体で運用を確認する所長会議で共有しました。そしてその共有と同時に，「顧客（利用者）の要求に応えられる人材育成のしくみ」が必要でした。この時の「人材育成のしくみづくり」が，今でも継続し，引き継がれています。現行の会議構成，基準，マニュアル，育成ツール（スキルチェックやスキルマップ,マネジメントラダー,育成面接表などの開発）など，今までなかったものを作り出しました。そして，その運用が定着していくまで，役職者（主任・所長たち）で，事業所間での内部監査を実施し，規定やマニュアルを更新し，業務の標準化を図りました。法令に耐えうる文書管理をし，事業所ごとで総括方針目標管理を実施していることを，集団で（主に会議体で）マネジメントしていける組織体系を築いてきました。

　訪問看護ステーションの事業所は，地域に点在しているので，事業運営上，一堂に会することが難しいですが，目的を持って，集合して，その会議体や集団で，それぞれの目的やタスクを達成していくということで，組織全体の訪問看護の質を維持向上させていくという仕組みになっていったように思います。コロナ禍で，集合，集団化ができなかったときも，いち早くオンラインで各事業所を繋ぎ，会議で一定の合意形成ができることを大事としました。どの事業所も，職員も，取り残すことなく運営し続けることができたのは，す

でに，法人訪問看護ステーションが一体化し，運営していけるようになっていたからではないかと思います。

　こういった全体的な組織運営の中で，役職者は役割をもって，自事業所だけではなく，法人全体の訪問看護事業運営について知識を得て，マネジャーとしてのスキルを学んでいってもらっています。例えば，未来の訪問看護ステーション管理者となる人材と嘱望される「主任・副主任会議」では，自事業所の月次報告書の作成や，顧客満足度調査結果，内部監査結果，インシデントレポート半期総括，新入職員の育成状況を，プレゼンテーションすることになっています。会議の中で他事業所の様子が知ることができ，同じ困りごとを共有したときに，対応方法も検討ができます。「主任・副主任会議」には，統括所長が参加していますが，所長からは報告されない現場の困りごとも時として報告されることがあり，現場にいることができない私や統括所長にとっては，想像力を養う助けになり，参加する意義が多くあります。育成面接時やマネジメントラダー面接のときに，その主任さんの課題を伝えるときにも役立ちます。統括所長が参加していなくても，かならず，統括会議メンバーが委員会やPJに参加しており，その主任たちのパフォーマンスが統括会議で，報告され，複数の看護管理者によって評価される仕組みとしています。

　訪問看護ステーションは，株式会社として立ち上げることもできます。個人の会社社長がトップダウンで全てを決めていく方式のほうが，時として，複雑ではなく，時間がかからず効率的なこともあります。しかし，1人ひとりの意見が尊重され，思考や行動を共有すること，これが法人看護部方針に位置づけ

られていることであり，「学び育ち合い成長していく過程」なのだと思っています。組織として成長していくためには，職員ひとりひとりが育ち合っている，育ち合っていけると思えることが，重要ではないかと思いますし，私自身もその中で育てられてきた実感があります。

時短・効率化が世の当たり前になっている時代に「学び育ち合っていける組織運営」を未来の看護管理者にどのように継承していくか，まだまだ「こたえ」は見えていません。現状の組織運営方法を継続していきつつ，ICT化が進み，対面より画面越しのやりとりが増えていく中でも，人と人が影響し合い，ケアし合える組織に，人間関係力が育まれる組織になっていけるように，今後も組織的な職員育成方法の検討が必要です。「背中を見て育つ」方式で育成されてきた私世代とは違ったアプローチ，デジタル技術やAIを駆使しつつ，地域や社会の求めに応えられる訪問看護ステーションとして，仲間と共に話し合い，共有して，運営を継続していけるようになっていくとよいと思います。

3. 事例から学ぶ　学び育ち合う現任職員の育成

「事例は学びの宝庫」と言われるように，私たちは，利用者さん，ご家族，関連事業所のみなさん，や地域の方々との関わりの中で，多くのことを学び，成長の糧にさせてもらっています。事例を検討することは，職員にとって，教育的役割を担っていると思います。在宅・訪問看護の現場で行われる事例検討は，事業所内で1人ひとりに行われる事例モニタリング，ケアマネジャーが主催者となるサービス担当者会議，また特別な事例について，自治体・行政や病院が開催する事例検討会などさまざまな形があります。事業所内のモニタリングや，サービス担当者会議は，業務の一環として参加することで，A利用者に対して，同一の視点や方向性を確認し，情報を共有し，多職種間で計画の見直しをすることで，多角的なアプローチも検討でき，チームワークの向上と利用者の満足度につながると考えられています。そして，それらは，介護保険法令上，1人ひとりの利用者さんに対して実施されなくてはならないこととなっています。

法令上，個別の事例について，話し合うことを義務づけられている中で，さらに事例検討会を定期的に，業務に位置づけて時間を捻出することは，なかなか困難であり，職員のモチベーションも維持することは困難で，職員にとって負担であり，楽しみや有意義な事例検討にはならない状況でした。そこで当法人訪問看護ステーションでは，2つの方向性で，検討しました。1つは定期的な事例集の発刊，もう1つは，ステーション輪番制の定期的事例検討会の開催です。事例から学び，問題や課題の解決の方向性が見出せて，訪問看護実践に対しての意欲が高まり，自信をもって仕事ができるには，どういったしくみで開催すればいいか，検討しつつ，その方法を継続してきました。

事例集の作成については，「とっておき事例集」として2006年から2018年までの12年間で6冊を発刊してきました。各事業所から，「とっておき」の事例を1事例まとめて，事例集として，事業所間で共有してきました。2018年，2021年は，事業所内だけでなく，事業所外に発信し，地域の事業所や看護学生

さんたちに配布し，訪問看護がどのような実践をしているのか，どんなときに訪問看護師をサービス提供メンバーに加えていただくとよいのか，訪問看護師も新人のときには，こんな苦労があるなど，1つ1つの事例を物語ベースで事例集としてまとめました。

ステーション輪番制の定期的事例検討会は，奇数月の第3木曜日に年間計画で，順番を決めています。その順番のステーションの主任・副主任を中心に，事例検討会開催の手順に沿って，事例検討会を開催します。業務時間外（18：00〜19：00）の1時間ですので，参加は任意です。事例についての質問は事前に「どうしても」という場合に受け付け，当日に返答するという方法です。基本的には，提示された事例を深掘りするということではなく，担当事業所から出されたテーマに沿って検討することをとなっています。ある時期の事例検討会のテーマと検討内容を示します。

事例検討会は，時間外で参加しやすさを重視し，ZOOMで開催しています。手順につ

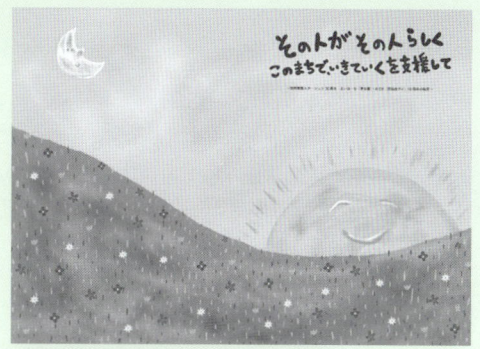

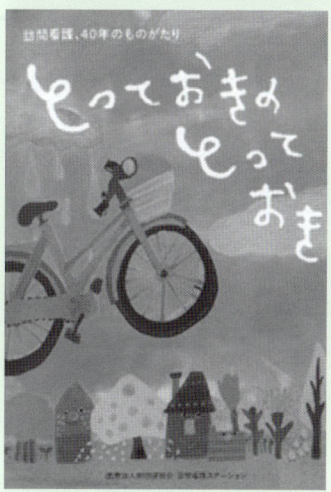

とっておきの事例集

[表] 事例検討会の概要

月	事例タイトル	話し合う内容	アクセス数
1月	「自己決定力が乏しく支援に難渋した独居神経難病利用者との関わり」	必要なときに自ら助けを求めることができない利用者に対してどんな関わりができるか。関わった経験知があれば、どのようなことか	66
3月	「家庭内コロナ感染下がん末期40代女性の在宅看取りについて」	本人と家族の思いが違うとき、本人は家にいたいが、家族は難しいと考えているときコロナ禍で退院カンファができず、すりあわせができず退院してきたときの対応について	34
5月	「長期に関わっていた利用者が突然亡くなって感じた感情を振り返る」	・独居で経過が長く、様々なサービスの利用を必要としている利用者さんに対して ・頻回な臨時訪問や要求が多い利用者さんをステーション内でどう支えていますか	58
7月	「セクシャルハラスメントに対して4事例をもとに対応策をふりかえる」	・事業所内でおこったセクハラ事例の共有 ・セクハラ事例に対しての対策。 　2人訪問体制・男性職員に訪問交代以外に	58

事例検討会スケジュールと役割分担

【準備】
① 開催日（　　　　）を決める
② 開催日の17：30〜19：30でZOOMを予約する➡＿＿＿＿＿＿　予約に関しては別紙
③ 3週間前（　　　　）に案内状を各STへ配信（役職へサイボウズのメッセージ）➡＿＿＿＿＿＿

　　※必要時外部の関係者にも案内を出す。
④ 2週間前（　　　　）に事例を各STへ配信（役職サイボウズのメッセージ）➡＿＿＿＿＿＿

⑤ 1週間前（　　　　）参加集約をする➡＿＿＿＿＿＿
⑥ 2日前までに参加者のグループ分けをする ➡＿＿＿＿＿＿
⑦ グループ分けを各STへ配信（役職へサイボウズのメッセージ）➡＿＿＿＿＿＿
⑧ 事後アンケートを作成（webアンケートの利用）➡＿＿＿＿＿＿

【当日】
別紙タイムテーブル参照
　　ホスト➡＿＿＿＿＿＿
　　司会➡＿＿＿＿＿＿
　　タイムキーパー➡＿＿＿＿＿＿
　　事例発表者➡＿＿＿＿＿＿
記録➡＿＿＿＿＿＿

【実施後】
① 寄せられた意見をまとめる・アンケートの集計➡＿＿＿＿＿＿
② ①②をステーション内で共有
③ 主任副主任会議・所長会議へ情報共有

　（　　　）は日にち、＿＿＿＿＿＿は担当者名を記入

事例検討会の進め方

【準備】
① 開催日を決め、3週間前に案内状を各STへ配信（役職へサイボウズのメッセージ）
　　参加者の申し込み締め切りは4日前までとする
② 開催日のZOOMを予約する
③ 事例を1週間前に各STへ配信（役職から各ST参加者へ配信してもらう）
④ 前日までに参加者のグループ分けを行っておく
⑤ アンケートを作成（webアンケートの利用）

【当日】
① 開始時間前にZOOMを準備
② 検討会の開始時間からGWまでの時間で参加者のグループ分けを実施
③ 司会進行役は可能ならグループに入らず検討時間終了のお知らせなどに専念する
④ 意見交換の実施で出た意見はST内で担当者を決めて記録をしておく

【実施後】
① 寄せられた意見を事業所内でまとめて共有
② アンケートの集約を行い所長へ提出
　　所長より教育委員、所長会議へ提出してもらう

いても決まっています。最終報告書が提出され，ホームページのブログとして，学んだことが発信されます。そこまでが，担当事業所の役割です。1つの事例から，話し合いたいテーマが抽出される，そのプロセスには，その事例の担当者個人だけでなく，事業所内でのモヤモヤ感や不消化感，応えがでないジレンマなどを抱えられたときに，「事例検討会」という救済方法，つまり「他の事業所からの意見を聞いてみよう」という機会になっているように思います。

　昨今，在宅医療，看護，介護には倫理的な課題が多く，事例検討を重ねることで，経験していない事例についても考え，学ぶ機会になっています。そういう意味でも，事例検討会は継続していけるように，定例で開催し，参加しやすさを大事に継続していきたいと思っています。私自身は，参加することが楽しみです。なぜなら，滅多に会えない若手職員が，グループワークの司会をしたり，発表をしたりしている姿を垣間見ることができ，自らの意見や主張ができるようになって，一歩一歩成長されている姿をみることができるからです。事例検討会では，その職員の看護実践知から成る看護観や倫理観が発言の中にちりばめられており，私自身も高められ，学ばせてもらっています。

おわりに

　地域の需要に応えられる看護実践ができる訪問看護師を育成していくには，どういった教育研修体制が必要でしょうか。この問いに対する明確なこたえはありませんが，実際を振り返ってみると，そんなに向かうべき方向，路線は間違っていないのではないかと今は思

います。十分かというとそうではないとは思いますが，法人看護部の理念「人間らしくその人らしく生きていくことを支援し，安全で安楽な看護を実践する」を軸に，訪問看護，訪問看護ステーションの事業運営を，今後も持続可能にしていくこと，利用者，家族，地域，選ばれる訪問看護ステーションであり，職員が働きたい，働き続けたいと思える訪問看護ステーションを目指していきたいと思います。

［文献］
1）健和会編：地域医療・福祉の50年：東京下町・柳原そして三郷，p.170-173，ドメス出版，2001.
2）1）に同じ，p.275-278.
3）厚生労働省，令和4年衛生行政報告例（就業医療関係者）の概況（アクセス2025.4.17）
https://www.mhlw.go.jp/toukei/saikin/hw/eisei/22/dl/gaikyo.pdf
4）小菅紀子，守田直子，曾篠久子：訪問看護ステーションにおける人材確保と育成〜2008年から実施している地域看護コース（新卒看護師研修コース）の成果と課題，第16回全日本民医連学術・運動交流集会，2023.

オン・ナーシング・プラクティス Practice 2

{ 美須賀病院の実践 }

Aさんの社会復帰へ向けて

総看護師長
重見美代子 SHIGEMI Miyoko

本誌Vol3.No.6に当事者として思いを寄せてくれたAさんが、退院を目前に控えたある日、私を訪ねてくれました。「洋酒を一口飲んでみた。許可をもらいに」と笑っていました。「アルコール飲料が飲みたい」と思うまで回復したのかと涙が出ました。当院へ転院してからも、回復期リハビリ病棟に移ってからも死ぬことばかり考えていたと言われました。不自由な体を受け入れ、また、人に世話を受けることを受け入れるには時間が必要だったのです。何となく退院が近いからか不安な表情も見え隠れしていましたが、電動車椅子を上手に動かし、足の代わりを受け入れているようにも見えました。外に出る時はやはり電動が必要と話され、外に出ることも考えているのだと嬉しくなりました。

Aさんが当院に転院したことを後悔しないように、幸せな生活をおくることができるようにと願ってきました。QOL（生活の質）が向上するようにと祈らずにはいられませんでした。神頼みではいけない、チーム美須賀、みんなで努力しなければ……と何度も思いました。

この間、看護師とリハビリスタッフとの常識が違うことに腹を立てたり、話し合ったり、一緒に福祉用具の勉強会を開いたりしました。福祉用具の考え方、車椅子の選定、手が使えるからと手動式車椅子という安易な考え方が間違っていることなどを学びました。何より、当事者のAさんが電動車椅子を体験し、車椅子の概念が変わった！　と話すのを聞き、当事者目線、当事者からのフィードバックが大事と感じ、今回もAさんに思いを書いてもらいました。

患者目線での車椅子の見解
患者A

患者の症状

患者の現状況は、胸髄損傷による神経の断裂のため、胸部から下の機能不全によりベッドより車椅子に移乗した生活となっている。

車椅子選定と移乗に当たって

車椅子選定に当たっての知識もなく、病院側から与えられた車椅子にて移乗練習となった。ベッドから車椅子への移乗は、ボードを使い移乗を行うのであるが、ベッドと車椅子の配置により不安感が強く緊張の連続であった（移乗のための体力及び腕の筋力不足が原因だったような気がする）。ベッドと車椅子の間隔、

角度，ベッドと車椅子座面までの高さ調節等を試行錯誤しながらの練習にて移乗可能となった。

病院側より与えられた車椅子に体力及び動作を適応させる。新型車椅子（3台）の座面のクッションの硬さ及び形状の検証を行った。

検証の結果

1. 座面クッションの材質変更については，個々によいところがあり（座面については病院よりも，代理店またはメーカーに患者の症状に合わせ依頼するようなシステムが必要と思われる），私のような症状の場合，座面のクッションの選定はもちろん背もたれの形状，胸部を固定するベルトが付けば安心感を得ることができる。

2. クッションは，患者の状態に合わせた形状の選定が必要かと思う。

3. 車椅子からベッドへの移乗が容易なボードが車椅子に装備されており安心してできることから，私の求めていた車椅子が見つかったと思った。ただし，項目2については，考慮されていないため不安感は残る。

項目1，2，3については，リハビリの先生方が福祉用具に対する知識を持ち，勉強会等にすすんで出席，知識の構築を図り，患者にあった福祉用具の提案ができることが必要であり，美須賀病院として現状のリハビリでよいか再考することが必要ではないだろうか？

電動車椅子選定に当たって

電動車椅子の選定については，退院後の私自身が，家庭内だけではなく屋外での活動範囲が拡大できるのではと思い選定した。病院側より提案いただいた電動と手動の両方にて操作できることから，腕の筋力も落とさず，現状維持できるのでよい車椅子と判断した。

また，家族の考え方（私の体力の維持）とマッチしたことにもよる。手動車椅子で検証した項目3のタイプの車椅子になれば，なおよいのであるが。

電動車椅子の場合，手動車椅子に比べ，スピードも出せることから胸部を固定するベルトがあればよいと思う。

電動車椅子を試乗し感じたこと

1. 室内での移動はスムーズである。

2. 方向転換時にはスピードが落ち，安心感を得られる。下り坂の場合，スピードが制御されるようになっている等，安全性が考慮されている。

3. 屋外での移動については，タイヤが路面の凹凸をひろって不安感を感じた。

4. 歩道と車道との段差が大きく，横断歩道に降りる際，非常に困難で転倒の不安があり，安全に通行できる等の見極めを習得する必要があると思う。

5. 屋外での走行練習をリハビリに取り入れ，実践での安全等を体得するようにできればよいと思う。

いつも死ぬことばかり考えていた私だったが，看護師の皆さんの何気ない声かけに癒され心のケアをしてくれたことでマイナス思考の私もいつの間にかプラス思考になっていた。リハビリスタッフの方々からもマイナス思考からプラス思考に向くように体の状態を見ながら，退院後にできることを話していただき前向きの心（心のケアによる）になることができた。また，退院後の生活を見据え筋力増強や動作チェックの練習をしていただき，これまでに回復した。退院が近くなり，患者目線で書かせていただいた。

胸髄損傷術後の患者さんの
自宅復帰に向けて

理学療法士
岡本将利 OKAMOTO Masatoshi

Aさん，70歳代男性。令和6年8月，庭木の剪定中に脚立から転落。救急病院を経てドクターヘリで松山市内の救急病院へ。第6胸椎破裂骨折を含む多部外傷で入院。破裂骨折に対し，脊椎固定術・椎弓切除術を受けた。両下肢完全麻痺で改善は難しいと説明を受けている。硬膜下血腫は吸収され現在は消失。後日，右出血性脳梗塞になり，左視野障害・軽度見当識障害があり残存すると説明を受けていた。時々呼吸苦出現し，その都度，吸引を受けていた。自宅に近い病院を希望され，リハビリ目的に10月転院となった。

当院入院時の状態は，覚醒度良好，主訴は自分で動けないこと，要望は家に帰りたい，家族に迷惑をかけたくない，仕事がしたいであった。自己喀痰喀出が困難でSPO$_2$（経皮的酸素飽和度）の低下，座位を取った時に血圧が低下する場面もあった。疼痛は胸背部の術創部周囲に安静時・運動時痛を認めていた。体幹・両下肢は完全運動麻痺で感覚も脱出であった。左側の同名半盲や視野を変えた時に残存が見えるなどの症状もあった。基本動作は，寝返り動作軽介助，起き上がり，端座位全介助。ADLは，食事・整容セッティングにて自力で可能，その他は全介助レベル。

リハビリでは，まずは離床を図ること，そして自宅復帰，仕事復帰を長期目標とし，起居動作から座位訓練を進めていった。Aさんから「家族に迷惑をかけたくない」との訴えが会話の中で多く聞かれていた。股関節のストレッチや下肢の随意運動を介助下で実施し，ギャッチを使って自力で起き上がり，ベッドから片脚ずつ降ろしていく，そして端座位になるという動作練習を繰り返し行った。

そしてリハビリ開始から1か月程度で起居動作が見守りで行えるようになり，ベッド端座位も柵を把持すれば自力にて保持可能となってきた。この時に，車椅子への移乗動作は，端座位から乗り移る方法がよいと考えた。

まずはトランスファーボードの使用を検討した。はじめはAさんもセラピストも不安はあったが，二人介助から始め，本人もどうすれば一人で移れるか試行錯誤し，お互いに意見交換しながら進め，徐々に介助量が軽減していった。

Aさんの意欲の高さもあり，起居動作から座位保持，移乗動作，車椅子駆動とスムーズに動作獲得ができたと考える。

排痰もスムーズとなり，SPO$_2$の低下もなくなり，リハビリ開始から2か月程度で回復期リハビリ病棟へ入棟した（当院のベッド事情で回復期への入棟が遅れた）。この時，起居動作から車椅子座位まで近位見守りレベルで動作獲得できていた。車椅子については，上肢の活動は特に問題なく，自走式・跳ね上げ式，バックレストのある車椅子の使用を考えていた。福祉用具の業者から脊損患者さん用のスポーツタイプの車椅子や，アームレストが開閉し，ボードの代わりになるタイプの車椅子をレンタルし，いろいろ検討していった。

この時の車椅子や移乗動作方法の検討に当たっては，屋内レベルでの移動にとどまっていた。カンファレンスで「電動車椅子を使ってみては」と話が出たが，担当セラピストとして，この時点では全く考えていなかった。

いろんな先端の福祉用具があることを知って，AさんのQOLが向上することにまだまだ足りていなかったと実感させられた。

Aさんの自宅復帰に向けての取り組み（車椅子の選定について）

作業療法士
村上勝保 MURAKAMI Katsuyasu

　作業療法では，自己排痰が可能になるように呼吸筋ストレッチ体操，肩甲帯運動や移乗動作獲得，ADL自立のため，上部体幹・上肢の筋力・柔軟性向上の訓練，実際の動作練習を実施した。同時に車椅子の選定も行った。以下，車椅子の選定について記載する。

　自宅復帰に際して車椅子は必ず必要になるので，入院5日目，最初のカンファレンスで身体障碍者手帳での給付か，介護保険のレンタルかを話し合った。Aさんの要望は，自分のことができるようになって，なるべく早く退院したい……年内には帰りたい（2か月先）とのこと。「身体障碍者手帳は障害固定がされて申請するので，5か月は経たないと申請は難しい」と主治医からの話もあり，介護保険の申請をしてレンタルで車椅子を用意する方向となった。

　私の頭の中では，車椅子のタイプは屋内自走式，できれば脊損用。Aさんの年齢を考えると屋外は電動車椅子になるだろう……。車椅子への乗り移りは初期評価の時点で，まだ長坐位が不安定，端坐位も介助レベルであることから，早期退院を考えるとプッシュアップでの前方移動よりもトランスファーボードを使用した横移動での獲得を考えた。

　そこで，カンファレンスの翌日，当院でよく介護保険レンタルを利用するB事業所に連絡し，相談した。「脊髄損傷用の車椅子（移乗や跳ね上げがしやすいように，アームレストの形状が違う，駆動しやすいようになっている）は介護保険のレンタルではないです」という返答だ

った。今後，横移動での車椅子とベッド間の移乗のことを考えるとサイドガードがボードになるラクーネという車椅子があるかも確認した。ラクーネは，介護保険のレンタルで商品はあるが，デモで貸すことはできない。退院直前でないと試すことも難しいという話であった。電動車椅子も同様であった。

　そこで病院のモジュール型の車椅子をAさんに合わせて調整し，車椅子生活に向けて移乗の練習，また車椅子上での動き方（除圧の仕方），駆動方法など練習することにした。

　次の日，総師長から「C事業者は脊髄損傷の患者さんの福祉用具が得意なところで，連絡してみた」とのこと。C事業者では「介護保険レンタルでも脊損用の車椅子が1種類あります」。しかも「1週間くらいで，デモ機を持っていけます」。そしてしばらく借りられることになった。

　実際に，脊損用の車椅子を使ってもらうと，デモ機は車椅子の背もたれが短いタイプで，体幹がきかないAさんは，倒れそうで，不安で，怖い。駆動時も不安定さの訴えがあった。一番の問題は，座面が小さくトランスファーボードが座面に掛かりにくい。また，プッシュアップ用の持ち手が邪魔でボードが掛けにくく，滑落しそうで使用しにくかった。この時は，まだプッシュアップができなかったので脊損用の車椅子のメリットが少なく車椅子は見送られることとなったが，今後の車椅子を考える上で試せたことはとても意味があった。

　当院の何種類かあるモジュールタイプの車椅子で，Aさんに合う座幅や操作しやすいものトランスファーボードが掛かりやすいものを選び，クッションの厚みの分，背張りやアームレスト・フットレストを調整し，体幹がきかないAさんにも座位姿勢が安定するよう

にした。この車椅子で，移乗動作や駆動の練習を重ねて，2か月経過する頃には，ベッド上から，ギャッチ機能を使用して起き上がり，そのあとは，ベッド端座位になり，Aさん自身でトランスファーボードを使用して車椅子への移乗が見守りで可能となった。移乗後，靴を履くことやリハビリ室までの車椅子駆動も可能となった。自宅退院に向けて，更なる動作の安定と生活環境を整える時期に，回復期病棟へ転棟となり，回復期スタッフに車椅子の選定も引き継ぐことになった。

その後の回復期病棟での話であるが，C事業者にラクーネがあり，しかも入院中のAさんにも貸してもらえることがわかった。ラクーネを使用すると移乗が安定し，スムーズに可能になった。ボードがずれない安心感から，話しながら移乗できるくらい余裕ができた。

今回，事業所によってこんなに差があるのかと考えさせられた。今後は，C事業者とのつながり，人とのつながりを大切にし，相談できる事業所を増やし，また福祉用具も新しくなり，よりよいものが出ているので，患者さんの日常生活活動の向上や社会復帰に向けて自己研鑽を忘れずに取り組んでいきたい。

自宅復帰に向けての取り組みと感じたこと

作業療法士
伊賀太一 IGA Taichi

回復期入棟後は，ラクーネを使用して移乗が見守りレベルとなり，75m程ある食堂までの道のりも自走で往復できるようになった。

リハビリでベッド上動作訓練，プッシュアップ訓練等の筋力増強訓練を行い，動作に安定感が増していくとともに，患者さんの自信

に繋がっていった。

セラピストは退院後もラクーネの使用を想定していたが，次第に通勤や買い物など屋外での移動の話題になり，看護師とも相談してC事業所へ電動車椅子を借りることとなった。患者さんとご家族の希望の1つに上半身の筋力を落としたくないので自走もしてほしいとの要望があった。C事業所に相談し何台か試した結果，ヤマハから出ている電動と手動を切り替えることができる車椅子を借りることとなった。自走ができる上に，自身の体調面で疲れが出ている時は電動に切り替えができるため，Aさんの満足が得られる結果となった。

実際に屋外での電動車椅子駆動練習で病院から400m程度離れたスーパーに買い物に行った際，Aさんから「手動でスーパーに行って，店内も手動での移動だとしんどくて買い物どころじゃなかったかもしれない」「長距離移動は電動車椅子を借りられてよかった」と言われた。普段セラピストはどうしても機能面の維持や向上に重点を置きがちで，福祉用具を導入する優先順位が低いように感じる。最近は便利な福祉用具がたくさん出てきており，患者さんの負担が減るのであれば積極的に導入していきたい。今回，患者さんと買い物に行ったことで改めて，福祉用具などに頼って身体が楽になったからこそ生活が楽しめることがあり，QOL（生活の質）の向上につながるということを実感した。

今回，Aさんを担当して感じたことは，患者さんの身体状況や目標にあった適切な福祉用具を提供する重要性だった。そのため積極的に他業種と情報共有をして相談することが重要だと感じた。患者さんが退院後もよりよい生活が送られるように自己研鑽に励んでいきたいと思う。

【関連論考】

「チーム美須賀」による希望の人間回復

愛媛大学名誉教授
山本万喜雄 YAMAMOTO Makio

ともに働くよろこび

美須賀病院看護部は，「て・あーての実践と福祉用具の活用」という副題のついた臨床実践記録の『めざせマグネットホスピタル』（看護の科学社，2017）を刊行しました。その中で私は，学習と実践で変わる「チーム美須賀」の特徴に関してリハビリテーション部と看護部との協働，及び働きかけによって変わる患者自身と家族の変化について簡潔に触れています。このたびの胸髄損傷患者Ａさんをめぐる事例は，発展途上の「チーム美須賀」による退院後の生活，電動車いすを含む『生きる力を支えるケア』（看護の科学新社，2024）の新たな展開といってもいいでしょう。

働くという文字を分解すれば，人偏に動くと書きます。人間とはまさにホモ・モビリタス（動く人）なのです。多職種がともに活動する医療・福祉現場では，専門を越えた共通言語が必要になり，患者さんにあてにされ，その期待に応える過程で働きがいが生まれてきます。働く人にとって「ありがとう」その一言がどんなにうれしいか。他方，「自立」という言葉が多様な使われ方をするかも考えさせられます。

「依存のスペシャリスト」から学んだ「自立」という言葉

自立とは一人でできること，できるだけ多くのことを一人でやることと言われることが多い。しかし脳性まひの熊谷晋一郎さん（小児科医）によれば，「自立とは依存先を増やすこと」という。また同じ脳性まひで全介助を必要とする歌人の遠藤滋さん。ありのままの彼のいのちを生かしながら支える若者たちがいました。ドキュメンタリー映画「えんとこ」（伊勢真一監督，1999）を学生とともに観て，重い障害を抱えて生きる人にとって自立をめぐる二つの立場について考えたことがありました。一つは，個人的解決を原則とする「自分のことは自分で」という立場。もう一つはこのドキュメンタリーのような，人と人との触れ合い，助け合い，思いやりという交流を創りだしつつ，各人の生きる権利の実現を探る「依存的自立論」です。この記録映画では，ケアする若者たちの成長，つまり支える者が支えられるという人生の輝きに魅せられました。地域・在宅で暮らす者の移動の権利を獲得するために仲間とともに，あきらめず，うつむかず，ゆっくりと環境を調査し，社会を変革する姿に出会うと，家族に頼らず他者に「迷惑」をかけて生きるとは何かということを問い直させられたものです。

「攻めのリハビリ医」のあきらめない力

東京都練馬区にあるねりま健育会病院院長で脳リハビリ医の酒匂正春氏には，著書『あきらめない力』（主婦と生活社，2014）があります。氏は，脳卒中患者らの回復可能性を脳画像診断で見極め，徹底したチーム医療のリハビリテーションで退院や職場復帰につなげる「とにかく立たせて歩かせる，攻めのリハビリ」で，街で元気になり人間回復する社会の創造をめざすのだという。この3月，松山において開催された愛媛県理学療法士会学術集会で氏による講演がありました。知を力に，Ａさんにも希望の人間回復を願っております。

療養のセカンドオピニオン

鳴海 幸　NARUMI Miyuki ［ナーシングサロン・タンジェ, メッセンジャーナース　社福)なのはな会理事］

はじめに

　私は，東日本大震災発生後の石巻の避難所における看護ボランティアを経て，訪問看護と民家ホスピス（以下，ホスピス）に従事していました。2017年に71歳を目前にした父をがんで亡くすという経験から私は，看護には医師の指示を完遂するだけではない役割があるはずという思いを強くしました。医療サービスの受け手は，心身の苦痛を最小限にする医療や看護を期待してそこにおり，そのプロセスにおいて人としての尊厳を軽視されることなく医療サービスを受けられると信じているのではないか，私は看護師としてそこに応

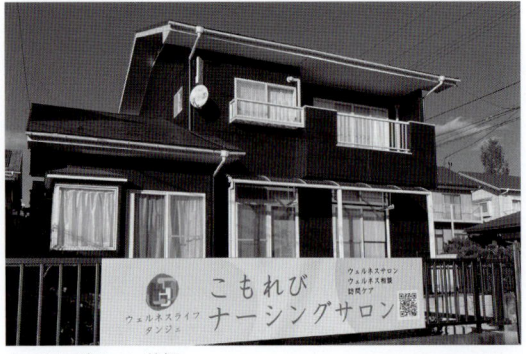

ナーシングサロン外観

える対話と行動について考え始めました。

　そして，2022年から仙台の住宅街で「ナーシングサロン・タンジェ」を始めることにしました。どなたでも利用できる民家サロンです。看護師としてはほかに病院，障害福祉を通じて多くの方々との関わりに恵まれました。約30年かけて行き着いた自分なりの看護のカタチが「ナーシングサロン」でした。

Uさん，Tさんとの出会い

　独立のきっかけに繋がったのは，2021年のUさん，Tさんとの出会いでした。私は大きな衝撃を受けました。ホスピスに来た患者Uさんと，その元同僚で介護者となったあとキーパーソンも担うことになったTさん。Tさんは私に，ご自身が介護者としてUさんにかかわることになった経緯，Uさんの確定診断に至る数か月の自宅での療養を支える中で苦しかったことや，このホスピスに来るまで

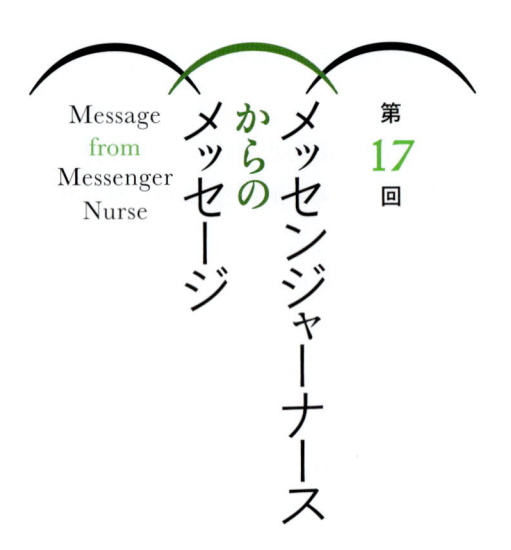

Message from Messenger Nurse

第17回

メッセンジャーナースからのメッセージ

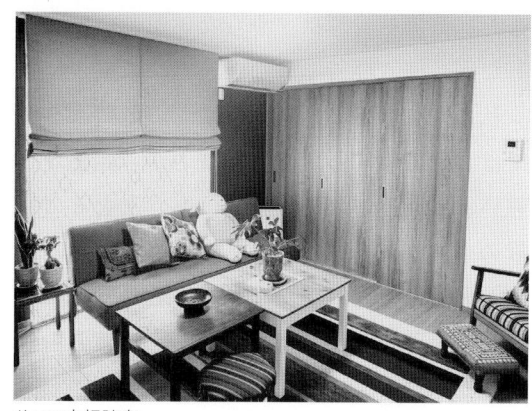
サロン内相談室

抱えていたことを詳細に語ってくれました。そして「もっと早くここへ辿り着けたらよかったのに」と言いました。

私は，Tさんの語りをていねいに聴けたことで，Tさんの抱えてきた苦しさを鮮明に感じることができました。お2人には病院や地域に相談できる場所がいくつかあったはずですが，SOSをどこへどのように出してよいかわからないまま，日々目の前のことで精一杯で混乱したままホスピス入居に至ったことがわかりました。

介護者としてのTさんが語ったエピソードから，Uさんの不調発生から診断確定までの数か月にわたる「疲弊」「孤立」「葛藤」が感じられました。また，入院中はコロナ禍で制約が大きく，Uさんが1人で病状説明を受け，人工呼吸器をつけないことを決断されていたこと等，本当にそれでよかったのか？　自分も一緒に考えたかったといった「後悔」が強く感じられました。そして，病院からUさんの病状の進行が早いため，早く施設を探すようリストを渡され，「焦り」や「プレッシャー」があったこともわかりました。とにかく疲れ切っていたTさんでしたが，ホスピスに辿り着き，抱える想いを吐き出せたことで少しず

つ元気を取り戻していきました。少し気持ちに余裕ができたTさんは，Uさんの代弁者としての役割に注力していきました。

Uさんは呼吸の苦しさを主として身体的苦痛がすでに出始めており，会話が難しい状況でしたので筆談をしていました。

連日，排便を促すための排泄ケアを日に何度も希望され，長時間トイレに座っていて身体的な負荷が心配でした。看護師はあれこれとケアするのですが，なかなか落ち着きませんでした。

宿便がさほどあるわけではなかったので，ある日，どうしてトイレにこだわるのか，「何か考えがおありなのではないですか？」とお訊ねしたところ，Uさんは「仕事に行きたい」と書かれました。続けて「お腹がスッキリしたら仕事に行けるのでは？　と考えたのですか？」とお聞きしたところ，「そうだ」と頷かれました。私は「Uさんが仕事に行けるにはどうしたらよいか一緒に考えます。だから今は体調を整えられるよう私たちに手伝わせてください」と伝えたところ，Uさんは大きい手を差し出して握手をしてくださいました。

Uさんはその数日後から2度ほど呼吸状態が急変したため，仕事に行くことは叶いませんでした。しかしTさんの計らいで同僚の皆さんが仕事を終え夜遅くに何度も会いに来てくれました。ベッドの上のUさんを同僚の方々が囲んで声をかけたり手を握るなどし，Uさんは微笑みをまとった穏やかな表情をしました。故郷も遠く単身者だったUさんにとって，この面会はとても重要な意味を持っているとTさんは理解していて，Uさんが望むことを1つでも叶えたいという気持ちだったように思います。

このころに私は「メッセンジャーナース」

について学び始めており，このお2人それぞれが「社会的孤立」の状態にあり，制度に該当する部分的な支援は得られても一貫したサポートをする場所や人がいなかったと感じ，このことがとても気にかかっていたのです。

Nさんのサポートで

2022年，独立直前に急遽サポートさせていただいたNさんとそのご家族のことも忘れられません。

入院中のNさんは末期がんでした。東京の病院から地元である札幌の病院へ転院するNさんには奥様と娘様が付添っていました。私に託されたのは東京の病院から札幌の転院先までの道中の付添いケアでした。

羽田空港の出発ロビーで定期鎮痛薬の内服介助や足のだるさに対しマッサージをする私にNさんは，「なんで家じゃなくて（行先が）病院なの。治療はもう難しいと聞いている。病院はもうイヤだ」とポツリと言いました。「家で療養したいということですか？」とお聞きすると，Nさんは「そうだよ」と。その時のNさんの表情は真剣に見えましたし，声には後悔したくないという強さが感じられました。

私は，多くの人材を育て組織を大きくし，公私共に多忙を極めたであろうNさんだったことを会話の中から伺い知っていました。Nさんがご自分の人生の最終段階，自分のことは自分で決めたい，という強い意志をお持ちになったのは自然なことのように私には感じられました。今，ここで私におっしゃる意味は何か？　ここでNさんの訴えを医療従事者である私がはぐらかし，通り過ぎてしまったら，この方は医療に絶望してしまうと感じました。医療や看護は，治らない患者には何もしない，何も期待できない，と。

私に今できることは，Nさんの気持ちをまずはご家族に知ってもらうことから始まると思いました。この日はまさにNさんとその家族の「メッセンジャーナース」になった一日でした。Nさんは妻に「ねぇ，この看護師さんの話を聞いてやってほしい」と橋渡しをしてくださいました。奥様の反応は「え？　家に？　それはどうやったらできるんですか？」と前向きな様子でした。飛行中の機内で娘様

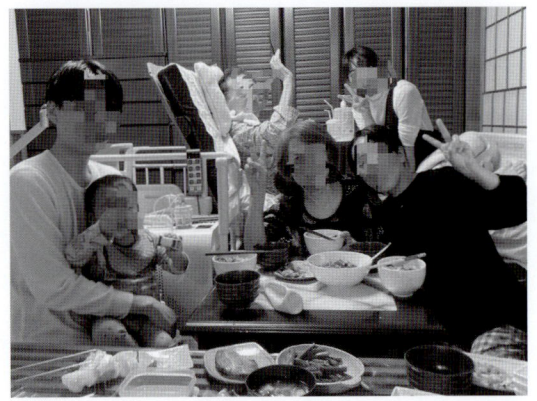

念願の自宅に帰りポーズを決めるNさん

に在宅サービスのこと，転院先の医師への説明と相談方法などの情報提供をし，一気に話が進みました。

飛行中機内にいる時間は2時間余りで，リクライニング角度の制限された場所に座っていることはNさんにとって大変なことでした。もうすぐ着陸態勢という時，奥様の隣に座っていたNさんの表情は余裕がなくなっていました。Nさんは「直接家に帰りたい」と言い，奥様は困った様子でした。私は苦痛が大きくなったためにNさんの不安と焦りがそうさせているのかもしれない，と感じ，臨時の鎮痛薬をすぐに飲んでいただきました。

私は「Nさん，これで少し楽になってくると思いますので大丈夫ですよ。このまま家に帰りたいんですね？　ただ，家に帰って，痛い・苦しいとなったとき，家族だけですと救急車で結局，病院に行くことになってしまうので，あらかじめ訪問診療の医師に往診にきてもらえる態勢にするような調整期間が数日から1週間はほしいです。Nさんとご家族がずっと安心して過ごすために必要な時間です。できるだけ急いで手配してもらえるよう転院先にお願いしてみますから，今日のところは我慢してもらえませんか？」と伝えました。「分かった」と目を閉じながらNさんは納得してくれました。

千歳空港に着陸した時，Nさんの眉間の険しさは和らいでいました。

空港から転院先まで介護車に乗換え，さらに1時間ほど要した移動でしたが，Nさんはとても穏やかな顔で奥様と娘様と会話されていました。

一方，Nさんの家族の気がかりや心配は，転院先に入院するつもりで来たのではないのか？　と不審に思われたり，自分たちが勝手に「家に帰りたい」と言ってよいのだろうか，突き放されたりしないだろうかということでした。そこで，ご家族には「まずは転院先に着いたら先方に相談しましょう」と家族の心配も無理はないと受け止めながら，転院先に関する情報として，地域連携室を備え，Nさんの病気と同じがん患者さんの診療をしている病院であることを伝えました。何といっても本人の意思が明確であることを伝え，先方にはご家族もNさんを受け入れるご意思があることから，話し合いの価値を感じていただけるはず，とお伝えしました。

本来であれば私の役目は転院先に到着したらそこでサポート終了，の予定でしたが，ご家族から「話し合いの時，そばにいてください，困ったら助けて」とご希望がありました。私は医師や地域連携室の方々との面談に同席し，事態の一部始終を見守りました。ご家族はしっかりと明確に希望を伝えることができ，ハードルを見事に乗り越えられました。

私はこの時，看護師という仕事は「療養上の世話」をする中で，やはり「ダイナミック」で「創造的」なものだと感じました。また，患者の使者「メッセンジャーナース」としての行動と必要な橋渡しをする看護，それは治らない病気や障害があっても，それを抱える方々のその先の希望や明日に繋がる，と思いました。

後日，奥様から，Nさんは無事1週間後に帰宅でき，その2週間後に旅立たれたことの連絡がありました。届いたお手紙には，「病院に退院をお願いして念願の自宅で家族が看護して，皆に囲まれ見守られて息を引き取りました。主人の希望通り延命治療もしませんでした。皆で体を清め頭も洗い，おしゃれな服を着せて白衣は上に羽織るだけの姿で見送ることができました」とあり，家の庭を散歩したり，子や孫たちと食卓を囲んだりする笑顔のNさんと家族の皆さんの写真が添えられていました。

患者の意思の尊重のために

「社会的孤立」の状況にいたUさん，Tさん，そして初対面の私にポツリと希望を伝えてくれたNさんですが，決して特別なことではなく，多くの方が直面しているのではないかと思いました。患者が自身の希望を叶えるための情報を得られ，主体的でいられるサポート

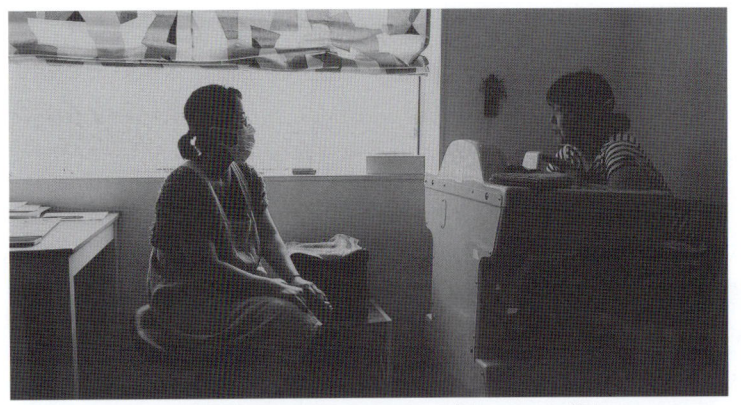

手足湯でリラックスしながら話をされるがんサバイバーの方と（耳を傾ける）筆者

制度外訪問ケア，③健康増進といったサービスを提供しています。ある人は相談サービスを利用された時，このサロンは「療養のセカンドオピニオン」と表現してくれました。そして自分や家族の直面する病気や療養方針について覚悟を決める，苦しめたくない，悔いなくできることを探したい

を受けたいと思ったときに，看護師がもっと多様な枠組の中で支援行動をすることが求められているのではないでしょうか。

今年で3年目になろうとする「ナーシングサロン・タンジェ」は，①相談サービス，②

と思ったときに情報を提供しながら一緒に考えてくれる所，だと。

看護師の自律性「療養上の世話」の一環としてお一人おひとりの意思を尊重できるよう，今後も努めていきたいと思っています。

本　　　の　　　紹　　　介

図解　誤嚥を防ぐ
ポジショニングと食事ケア 第2版
食事のはじめからおわりまで

迫田綾子 編
三輪書店　定価3,080円

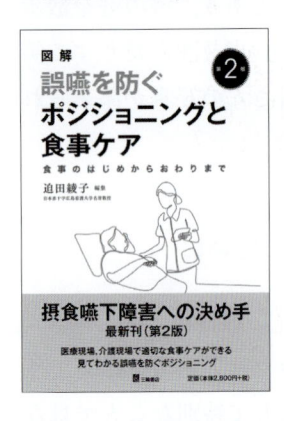

本書の改訂の背景について編著者の迫田綾子さんは序文で「今や人生100年時代となり，健康寿命をいかに延ばすのかが大命題になっています。（中略）食事ケアの基本である適切なポジショニングは，生活モデルの実践として健康回復やQOLの向上に寄与することが，この10年間に，ケアする人たちによって証明されてきました」と記されます。「食事ケアの発展という願い」を込めて改訂された本書を，臨床や教育現場で役立つ実践書としておすすめします。

看護と思索

細川順子 著

すぴか書房　定価2,860円

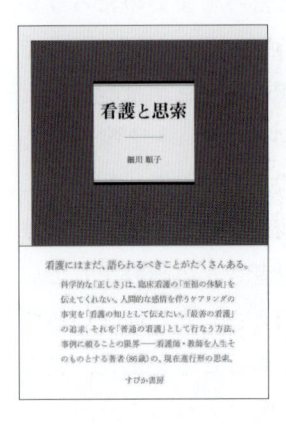

本書は，60年以上看護師・教師として活動してきた著者が長い時間をかけ思索を続けられた足跡をまとめた一冊です。「看護と科学」「疎外される人間」「看護師になるための教育」「看護とケアリング」「人間の真実」の各章からは，"現在進行形の思索"する著者の姿が伝わります。「看護にはまだ，語られるべきことがたくさんある」の惹句どおり，ページをめくると，多岐にわたるテーマが俎上に載せられ，正解探しではなく，思索し続けること自体の価値が示されます。

連　載	青壮年期の人々のwell-beingにつなげるプレコンセプションケア

第6回 臨床現場で働く看護師への プレコンセプションケアの必要性 ― 研究活動を通して

KOJIMA Akemi　**小島明美**　[東海大学医学部付属病院MFICU病棟　助産師]

はじめに

　プレコンセプションケアとは，「受胎」を意味する「コンセプション」に，「プレ」を合わせた言葉で，「妊娠前の健康管理」のことを指します。世界保健機関（World Health Organization：WHO）によって「妊娠前の女性とカップルに医学的・行動学的・社会的な保健介入を行うこと」と定義され，国際的な取り組みがされているところです。

　日本では，成育基本法に基づく成育基本方針において「女性やカップルを対象として将来の妊娠のための健康管理を促す取組み」として推進されているプレコンセプションケアですが，近年の出生数の減少，男女の産後うつ増加，特定妊婦の支援，養育環境の変化などを鑑みるとプレコンセプションケアの課題は大きいように思います。

　本連載の第2回では，当院でのプレコンセプションケアの取り組みについてご紹介しました。ハイリスク妊産褥婦へのケアの充実と共に，ハイリスク妊娠・分娩に関わるからこそできる活動として，使命を感じながら実践を継続しています。

1. 研究に取り組んだきっかけ
1）働く女性の健康支援

　プレコンセプションケアの必要性が高まった背景のひとつに，女性の社会進出，晩婚化やキャリアアップによる妊娠年齢の上昇があげられます。当院の調査（2021年）では，全看護師のうち女性看護師の割合は84％であり，また看護職員の74％が20〜30代でした。まさに性成熟期にある世代が多く働くこの場所でケアを提供する必要があるのではないか，支援を展開することには大きな意義があるのではないかと考えるようになりました。

2）看護師もケアの受け手

　看護職員は，多くが交代勤務をしていることや医療現場における特殊な労働環境があります。妊婦健診や入院中の保健指導の中で，「つわりはあってつらいが，職場には伝えられていない」「妊娠を考えたいけど，不規則勤務で基礎体温を測れない」「まさか自分がこんな風に（不妊・早産・産後出血など）なると思わなかった」「持病があっても無事に出産できるか心配」といった声や，産後の働き方に悩む声をたくさん聞いてきました。看護師という医療職であっても，いざ自分のこととなれば多くの不安を抱え，仕事や家庭との葛藤を感じ，悩みながら就労しているのです。

　看護師としてのキャリア形成を進める中で，ライフイベントは避けて通れませんし，看護師自身がケアを受けて心身が健康になることは，看護実践のパフォーマンスをあげることにもつながります。妊産褥婦ケア・ウィメンズヘルス

ケアのプロフェッショナルとして，私たち助産師が専門性を発揮し，共に働く仲間たちへの健康支援をしたい，と考えるようになりました。

2. 文献検討

　支援を計画するにあたり，看護師のプレコンセプションケアに対する実態調査を行うこととしました。文献検討をする中で，看護師の就労状況や健康問題が明らかとなりました。

1）看護師の就労実態

　日本の看護職は，多くが医療施設などで就労しており，2020年の調査[1]において，25歳未満〜39歳までの割合は，全体の44.2%を占めています。女性の年齢別の労働力率（M字カーブ）は，看護師においても字の谷が深く[2]，20〜30代女性の就労看護師が少ないのが現状です。

　看護師の勤務体制の状況について，日本看護協会による調査[3]では，「2交代制（16時間以上の夜勤）/29.5%」が最も多く，次いで「職場に夜勤はあるが現在はしていない（日勤のみ）/15.5%」，「職場に夜勤はない/14.6%」でした。また病院に勤務する正規雇用職員の夜勤状況では，「3交代制・変則3交代制/18.3%」，「2交代制（16時間以上の夜勤）・2交代制（16時間未満の夜勤）/59.4%」である[3]と報告されています。このことから，看護職は夜勤をしている者が多く，そのなかでも2交代制勤務で従事している者が多いことがわかります。こういった就労状況から，労働時間の短縮，業務負担の軽減のために，看護師等の確保を促進するための措置に関する基本的な指針[4]や看護職の夜勤・交代制勤務に関するガイドライン[5]によって政策が進められています。

2）看護師の健康問題

　交代勤務とストレスの関連についての調査[6]は，2交代勤務は3交代勤務に比較してホルモ

ン環境が大きく影響を受け，生体の恒常性は大きく乱れていると推測されています。女性看護師におけるホルモン環境への影響として，黄体期はプロゲステロンの影響を受けることで眠気が強く，やる気がとぼしく，看護師は憂鬱な気分を抱えながら深夜勤務に入っている状況[7]があります。また，夜勤がある交代勤務をする女性の方が，月経周期の不規則性が発症し[8,9]，さらに夜間勤務がある看護師は，月経痛・月経過多の出現頻度が高く，月経痛の重症度も強く，鎮痛剤の服用率も高頻度であった[9]との報告もあります。国外文献でも，特にアジア圏の交代勤務をする看護師では，日本と同様，婦人科疾患との関連があることが明らかになっています[10〜13]。

　このように，交代勤務をする女性看護師には，月経によるホルモン環境への影響が大きいことや，月経に関する有病率の高さや症状の強さといった健康問題が生じています。これらの実態を看護学生へのプレコンセプションケアの内容に追加し，就労前から看護師特有の健康問題を知り，適切な対処ができるようにすること，キャリア形成を考える一助となるようにしています。

3）私たちの研究のconceptual frameworks（概念的枠組み）

　看護師の健康に関すること以外にも，就労妊婦にとって，周囲からの支援は産後の就労継続意志へとつながっていること[14]や，同僚や管理者は，妊娠している看護師に対し，配慮できない余裕のなさ[15]や，職場だけでなく社会全体にも目を向けて関わるなど，様々な感情を持っている[16]ことも文献検討より明らかとなっています。

　文献検討の結果から，看護師のwell-beingをアウトカムとする私たちの研究のconceptual frameworks（概念的枠組）を構築しました。国立成育医療研究センターにおけるプレコンセ

プションケアの概念的枠組み[17] の中で，本研究の対象である看護師を「現在のわたしの健康」に位置付け，プレコンセプションケアの介入によって，健康意識が高まり，ライフステージに応じた健康管理ができ，安全・安楽な妊娠・出産，well-beingの実現，就労継続につながると考えます。

して，看護師がプレコンセプションケアを受ける必要性を感じ取ってもらえたのではないかと捉えています。

研究の展開としては，看護師のプレコンセプションケアに対する実態や求めている支援を明らかにするためのアンケート調査を行い，結果について分析を進めている段階にあります。看護師のプレコンセプションケアに対する意識や健康行動が明らかとなることで，具体的な支援内容についての検討を行う計画です。看護師が働く環境や勤務体制を考慮した日々の生活習慣への支援，ライフステージ・キャリア形成を踏まえた個人および組織支援を実践し，看護師のwell-beingにつなげていきたいと考えています。

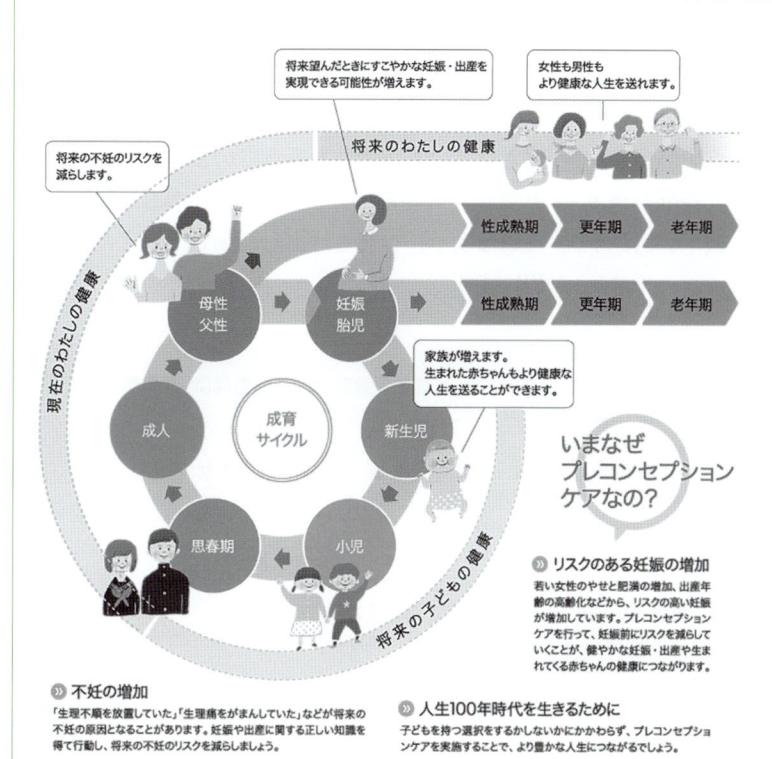

図　プレコンセプションケア（国立成育医療研究センターサイトより引用）

4 プレコンセプションケアを広めるために

本稿では，看護師へのプレコンセプションケアへの必要性についてお伝えしました。交代勤務をする看護師は，ホルモン環境が大きく影響するため，より自身の将来の妊娠・出産を見据えた健康管理やライフステージの計画を立てるリプロダクティブヘルスの自己管理が必要です。

男性看護師の健康に影響する要因として，職場環境におけるストレス[18~22]，ジェンダー意識による責任感[23][24] などが明らかとなっています。しかし，2022年の調査によると，男性看護師の割合は8.6%と少ないこともあり[25]，支援内容はまだ吟味する必要があります。また，看護師特有の就労状況や健康問題を考慮すると，プレコンセプションケアの実践には，対象に合

3. 看護師たちの声

文献検討の結果を，当院内で開催された看護研究発表会で共有したところ，「プレコンセプションケアの重要性を知ることができた」「健康を意識することはできたが，実際の行動に移すことが難しいと感じた」「交代勤務から生じる体調変化は仕方がないと思っていた」「看護師として健康で就労できるためのいろいろな支援が必要だとわかった」など，多くの意見をいただきました。健康を維持した就労継続の実現へとつながるよう活動していくための第一歩と

わせた支援を行うことが重要であること，健康行動のためには組織的な支援体制も整えることが不可欠であるといえます。このように，看護師に対するプレコンセプションケアを行うことで，心身の健康が向上し，看護師が心豊かに就労継続できる環境が整うこと，その結果，患者ケアが潤うことで好循環となることを期待しています。

日本の分娩件数が減少する中で，助産師には新たな活動を見出し，助産師のさらなる専門性を発揮することが求められていると思います。超少子化の時代において，私たち助産師ができることはなにか，今，改めて問われているのではないでしょうか。妊娠・出産は人々の生活の変化に大きく関わります。この研究活動を通して，助産師が看護師の健康支援に介入する意義があることが明らかとなりました。

妊娠・出産，避妊や中絶，不妊・不育，ペリネイタルロス，合併症妊娠や周産期メンタルヘルスのケアなど，さまざまな状況下にある女性やその家族に対する支援を実践している私たち助産師こそが先頭に立ってプレコンセプションケアを推進していくことは，働く女性をはじめとしたあらゆる世代の男女への支援へと今後発展させていく可能性をもっています。プレコンセプションケアがより多くの人々のもとに届けられるよう，今後も尽力し活動していきたいと思います。

引用文献
1) 厚生労働省．令和2年衛生行政報告例（就業医療関係者）の概況，就業保健師・助産師・看護師・准看護師の概要．
https://www.mhlw.go.jp/toukei/saikin/hw/eisei/20/（2022.12.18 アクセス）
公益社団法人 日本看護協会サイト．看護統計資料．
2) https://www.nurse.or.jp/nursing/statistics_publication/statistics/（2024.11.1 アクセス）
公益社団法人 日本看護協会サイト．2021年看護職員実態調査．
3) https://www.nurse.or.jp/home/ publication/ research/index.html（2025.2.27 アクセス）
厚生労働省サイト．看護職員確保対策．
4) https://www.mhlw.go.jp/stf/seisakunitsuite/bunya/0000095525.html（2025.3.30 アクセス）
公益社団法人 日本看護協会サイト．看護職の夜勤・交代制勤務に関するガイドライン．
5) https://www.nurse.or.jp/nursing/home/publication/pdf/guideline/yakin_guideline.pdf（2025.3.30 アクセス）
6) 宮内文久（2020）．毛髪に含まれるコルチゾール濃度を指標とした3交代勤務と2交代勤務のストレス度の比較．日本職業・災害医学会会誌．68(1)：71-76
7) 犬飼さゆり（2019）．月経周期と深夜勤務が看護職者の心身におよぼす影響とその対策．三重県立看護大学紀要．23：10-16
8) Mayama M,Umazume T,Watari H, et al (2015). Frequency of night shift and menstrual cycle characteristics in Japanese nurses working under two or three rotating shifts. Journal of Occupational Health. 62(1), p.76-83
9) 宮内文久，大角尚子，香川秀之，他（2118）．夜間勤務が月経痛へ及ぼす影響．日本職業・災害医学会会誌．66(3)：221-226
10) Wang Y, Gu F, Deng M, et al. (2016). Rotating shift work and menstrual characteristics in a cohort of Chinese nurses. BMC Women's Health. 16:24
11) Chiu MH, Hsieh HF, Yang YH, et al. (2017). Influencing factors of dysmenorrhoea among hospital nurses: a questionnaire survey in Taiwan. BMJ Open. 7(12)
12) Song S, Choi H, Pang Y, et al. (2022). Factors associated with regularity and length of menstrual cycle: Korea Nurses' Health Study. BMC Womens Health. 22(1):361
13) Kim M, Kim JH, Jung YW, et al. (2022). Gynecologic problems and healthcare behavior by shift patterns in Korean nursing staff. PLoS One. 17(11)
14) 冨樫千秋，佐久間夕美子，叶谷由佳（2020）．妊娠中の女性看護師を対象とした出産後の就業継続意志に影響する要因．日本健康医学会雑誌．29(1)：9-16
15) 中川夏実，渡邊実香（2021）．妊娠中の看護師と一緒に働くことに対する若手看護師の心情．なごや看護学会誌．3(1)：2-13.
16) 市江和子，杉原喜代美，栗田佳江，他（2015）．総合病院の看護中間管理者による妊娠から育児期にある臨床看護師への支援に関する研究．日本看護研究学会雑誌．38(4)：15-24

17）国立成育医療研究センターサイト．プレコンノート．#プレコンってなあに，
https://www.ncchd.go.jp/hospital/about/section/preconception/preconnote/（2025.3.30 アクセス）

18）小林由美子，福本健太郎，赤平美津子，他（2024）．岩手県内の精神科医療施設に勤務する看護師におけるアルコール関連障害・依存症支援に関する研修の受講状況と効果．岩手医科大学看護学部紀要．2：1-8

19）Kudo Y, Toyoda T, Sugimoto N, et al. (2021). Predictors associated with the mental health of Japanese male registered nurses: focusing on environments with many female registered nurses and female patients' refusal to accept nursing services from male registered nurses. Journal of Rural Medicine. 16(4):191-199

20）尾浪亮太，友安英喜（2020）．患者の暴力に関連した男性看護師へのメンタルヘルスケア　暴力への考え方の傾向と必要なケアの方向性．日本精神科看護学術集会誌．62(2)：49-53

21）松岡晴香（2009）．精神科勤務における看護師の職業性ストレスとその影響．日本精神保健看護学会誌．18(1)：1-9

22）松下年子，小倉邦子，小林一裕，他（2009）．精神科看護師のアディクション．日本精神科看護学会誌．52(2)：168-172

23）荒井春生，齋藤康司，高橋智子（2009）．暴力を受けた看護師の心身的影響と対処行動．日本看護学会論文集　精神看護．39：83-85

24）前田貴彦，藤本泰博，平田研人，他（2017）．ワールドカフェから考えた自分らしい男性看護師人生を送るために重要なこと．三重県立看護大学紀要．20：69-75

25）厚生労働省サイト．令和4年衛生行政報告例（就業医療関係者）の概況，
https://www.mhlw.go.jp/toukei/saikin/hw/eisei/22/dl/gaikyo.pdf（2025.3.30 アクセス）

column

臨床現場での研究活動の意義

ORII Junko　折井 淳子　［茅ヶ崎市立病院助産師　母性看護専門看護師］

　皆さんの職場では，看護研究はどのように行われているのでしょか。

　近年，看護師の大学院進学が増加し，修士・博士課程で研究に取り組むケースが増えています。また，看護系の学会も増加し，発表の機会も多くなっています。

　一方，医療の現場では，患者の高齢化や医療の高度化，患者のニーズの多様化などで，看護師の仕事は，息つく暇がないほど忙しくなっています。そのような中でも看護研究を行っている方々がいます。特に，事例研究などは，現場だからこそ実施できる内容であり，結果や考察を通じて「そうそう，そうなのよ」と共感できる場面も多いです。

　私は，地域周産期母子医療センターで勤務していますが，5年目の助産師さんとの共同で事例研究を行いました。彼女は担当していた産婦さんへの看護が，「自分の想像を超えて患者が自立し育児ができた。これをみんなに伝えたい」と話してくれました。同僚にどのような看護が効果的だったのか伝えたいという思いで研究に取り組むことになりました。初めての研究です。患者の承諾を得た上で2年をかけ，学会で発表することができました。

　当院には研究指導部門があり，倫理審査を経て研究を進める体制が整っています。彼女は，組織の定めた手順に従うことで，自分が組織の中で守られていることに気がつきました。また，倫理審査を通じて，倫理を学び，発表のポスターは色覚障害者に配慮を反映したものとなりました。これは研究だけに留まらず，院内での配慮にもつながる意識の変化だと思います。そして，彼女が行った看護の意味や，何が患者に影響したのか，丁寧に考察しました。結果，患者の自己決定を支える看護の大切さに気づくことができました。その学びから，次の看護へ繋がる自信にもなりました。彼女は「研究発表がなければ，学会には参加しなかったと思う」とも話していました。

　このように，看護研究は，自分自身の看護の世界が広がる体験だと思います。

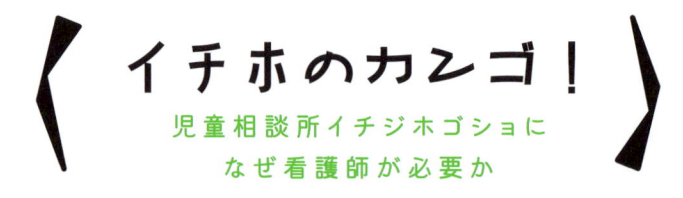

イチホのカンゴ！
児童相談所イチジホゴショに なぜ看護師が必要か

MIURA Yuka　三浦ユカ［元児童相談所一時保護所看護師］

第6回　クスリを飲む子どもたち，数える看護師
—— クスリの山に埋もれる一時保護所の現場から

はじめに—クスリと一時保護所

　児童相談所一時保護所（以下，イチホ）の現場で看護師として働いていた頃，毎日のようにクスリと向き合っていた。私の勤務は週4日の日勤のみの就業形態だった。土日祝日は休みで，月曜日や祝日明けの日に出勤すると，自分の机の上に「どーん！」と無造作に大量の薬袋とお薬手帳が置かれている。それはもう“クスリの山”だった。なぜこんなことになるのか。それは，イチホでは子どもたちの保護が決まると，24時間いつでも即時に入所する仕組みになっているからだ。病院でいえば，即日入院・緊急入院にあたるのがイチホの入所（＝保護）である。入所する子どもが服薬している場合，ケースワーカーは保護者からお薬手帳や診察券，服用中の薬（いわゆる「持参薬」）を一式受け取るのだが，その扱いはお世辞にも丁寧とは言えない。「なんかよくわからないけど，とりあえず全部持ってきて，あとは看護師さんにお願いしよう」的なノリで，コンビニ袋や手提げの紙袋にクスリを詰めたまま，私の机の上に「どーん！」と無造作に置かれているのが常だった。こうした“ク

スリの山”に埋もれる月曜朝や祝日明けのイチホ看護師の光景は，私だけではなく，全国のイチホの看護師に共通していることだろう。

　実際，私が修士論文で面接調査を行った9名のイチホ看護師たちも，この「大量のクスリ問題」について繰り返し語っていた。語りをカテゴリーごとに整理してみると，「感染症予防対策」に関する発語数に次いで，「クスリ」に関連する発語が非常に多かったことがわかる。

表　薬に関する語りのカテゴリー別発語数

カテゴリー	発語数合計
子どもの薬の背景と状況理解	93
薬剤管理の制度・現場ギャップ	62
看護実践と葛藤	42
多職種連携の困難と調整	14
合計	211

　この数字は，イチホの看護師がいかに日常的にクスリの管理と向き合い，それに伴う不安・調整・葛藤を語っていたかを物語っている。クスリの問題は単なる技術的課題ではなく，「制

度の穴」と「現場の限界」と「子どもの生活」と「子ども健康問題」が交差する，イチホの看護の実践の中心のひとつだったのである。

多剤併用という現実——子どもたちが抱える複合的な「飲む理由」

イチホに入所してくる子どもたちは，驚くほど多くの薬を持参していることがある。精神科薬，ADHD治療薬，アレルギー薬，ホルモン系の薬，漢方まで含まれ，時には10種類近くになることもある。臨床で精神科病棟勤務経験のある私は，持参薬の内容を見て「ここは精神科か？」と錯覚するほど大量の精神科薬やADHD治療薬を服用している子どもが多く，当初はあ然としたものだった。

イチホの子どもたちはなぜ大量のクスリを持参し，服用しているのか。それにはいくつかの理由がある。1つめに，発達障がい，2つめに虐待による精神症状を含む精神疾患やてんかん，3つめに喘息，花粉を含むアレルギーによるもの，4つめに月経痛や慢性疾患などにより，1人で何種類もクスリを服用しているケースが多いからである。花粉による症状発生にそなえて最近では減感作療法のひとつ舌下免疫療法（舌の下に薬を滴下・錠剤を置く）のクスリを服用する子どもが増えている。また，最近では精神科薬も漢方製剤に変更し，できる限り子どもの副作用を軽減しようという流れもある。しかし，発達障がいがある場合はADHD治療薬が，さらに精神症状や精神疾患がある場合には，向精神薬，抗不安薬，抗うつ薬，抗精神病薬，睡眠薬などの精神作用性薬剤が処方されている子どもが多い。

では，なぜ子どもたちはそんなに多くのクスリを「当たり前のように」服用しているのだろうか。その背景には，いくつもの複合的な事情がある。

"生活の場"に置かれた，精神科薬という現実

まず最も多いのが，発達障がい，とくにADHDを含む発達特性のある子どもたちである。彼らの多くは，コンサータ（メチルフェニデート）やインチュニブ（グアンファシン）といった薬を日常的に服用している。これらは処方医（依存性の危険から2020年12月31日以降は専門医・登録医でないと処方はできない）でしか処方できない薬であり，使用量などが厳密に定められている。病院であれば，麻薬及び向精神薬取締法に基づき，薬剤師による厳格な保管・管理が義務づけられている。

しかしイチホでは，それらの薬剤が"厳重管理"とは程遠い状態で扱われている。たとえば，キャビネットの引き出しに無造作に入れられているだけで，特別な管理基準がないのが現実である。それもそのはず，イチホはあくまで「生活の場」であって医療施設ではない。しかし，医療施設で勤務経験がある看護師にとっては，こうした薬剤の管理に強い衝撃を受けるのが自然である。以下は，面接調査において向精神薬の管理方法について尋ねた際の，看護師たちの語りである。

「（コンサータ等の薬の保管方法は）風邪薬と同じです。鍵もかからなければ，普通に薬袋の中に入っているものを，指導員の人が飲ますという状態です」— 看護師B・正規職員

「（向精神薬の保管方法は）何も（ない）です。最初，びっくりしたんですけど。こんなふうに（鍵も

かからない引き出しに）置いておいていいの？と思って。本当にびっくりしました。（保管する）場所がないのと，あくまで“家庭的な場所”だという前提で，風邪薬と同じように置いてあります。怖いです」― 看護師C・会計年度任用職員

このように，看護師たちはイチホでの薬の管理方法に初めて直面したとき，医療施設との違いに強いショックを受けていた（私自身もそうだった）。では，私をふくむイチホの看護師たちは向精神薬の“ずさんな管理”において，何を恐れていたのか。それはズバリ，「薬剤の紛失」や「不適切な取り扱い」のリスクである。

イチホの職員構成は多職種にわたり，保育士，福祉職，行政職，心理職，事務職，学習指導員，そして看護師がチームで子どもの生活支援にあたっている。一方で，夜間帯には無資格のアルバイト生活指導員が配置されている施設でもあり，日中・夜間を問わず外部来所者の出入りが多い中，薬剤が保管されている事務室は常に人の出入りがある状態に置かれている。

看護師は常に事故を未然に防ぐ視点，つまりリスクマネジメントの観点から現場を見ている。たとえば，薬剤に関する専門知識を持たない人物が，子どもが持参した薬の性質や価値に着目し，不適切な目的で取り扱おうとした場合――そのような事態の可能性も念頭に置かざるをえない。

とりわけ向精神薬など一部の薬剤には，厳重な管理が求められることから，看護師はそのリスクを想定したうえで慎重な対応を求められる。これらの薬剤は医療施設では考えられないほど何百錠単位で持ち込まれることもある。こうした現状のもとで，イチホの看護師たちは常に慎重に，緊張感を持って薬剤管理にあたっている

のである。なお，ADHDだけではなく，知的障がいや自閉スペクトラム症，反抗挑戦性障害などを併せ持つ子どもも多く，抗不安薬や抗精神病薬などが処方されているケースも少なくない。つまり，向精神薬の“多剤大量持ち込み”は例外ではなく，むしろイチホにおいては“日常”なのである。

見えない“処方の背景”と子どものからだ

家庭内暴力や性的虐待を経験した子どもたちの中には，PTSD（心的外傷後ストレス障害）や解離性障害，睡眠障害，不安障害など，さまざまな精神症状を抱えているケースが多い。こうした子どもたちには精神科的な処方がなされるが，その多くが長期化・多剤化しやすい傾向にある。

「ADHDはやっぱり（ベースにあって）。あと，反抗性調整障害と診断が付く方もここ何人かいらっしゃいますけど……何か精神症状がいっぱいある人が薬が多いです」― 看護師F・正規職員

最近ではアレルギー疾患を持つ子どもが増えており，季節性のアレルギー（花粉症）やダニアレルギー，喘息などに対して，舌下免疫療法を導入している子どもも見られるようになってきた。これは減感作療法の1つであり，アレルゲンを少量ずつ継続的に投与することで体質改善を図る医療的アプローチである。この薬は服用の間隔が厳密に定められており，誤薬が許されない。保管や与薬ミスが命にかかわることすらある。

1型糖尿病を持つ子どもや，先天性心疾患の手術歴がある子など，ひとりで複数の医療機関に通院しているケースもめずらしくない。小児

専門外来，外科，内科，精神科，皮膚科と，診療科をまたいで医療・看護を要する子どもたちがイチホに入所してくる。その中には，虐待による重度の外傷を負った子どももいる。たとえば，脳挫傷，睾丸破裂の既往歴がある子や，背中の皮膚が薬品によってただれた状態で入所する子。これは，加害者である親から"何かの薬剤"をかけられた結果であると見られる。また，思春期の女子には，摂食障害を抱える子どもや，不特定多数の性行為によって性病に罹患した既往がある子もいる。

　こうした子どもたちは，そもそも家庭において医療につながっていなかったり，受診が継続されていない，あるいは医療そのものが放棄されていたケースも少なくない。イチホに入所して，ようやく看護師が健康状態を確認し，初めて病気が判明する。そんな「見えなかった病気」が，日常のように発見されるのがこの現場である。

"飲ませるだけ"じゃない看護の仕事

　一時保護所における服薬管理は，複数の職種の手によって行われている。看護師の仕事は「薬を飲ませること」から始まるのではない。最初にすべきことは，目の前にある大量の薬の山を，お薬手帳の処方履歴，健康調査票，既往歴などをもとに，「何を」「何のために」服用しているのか仕分け・分類することである。中には，数年前に処方されたまま残っている薬もあれば，お薬手帳と薬の残数が全く一致しないといったことも日常茶飯事だ。そのたびに，ケースワーカーに「この薬は，何のために，いつから飲んでいたものなのか？」としつこく確認することになり，イヤそうな顔をされるのもよくある。

　それでも，いまこの瞬間の子どもの健康状態に不要な薬を"ただ飲ませる"わけにはいかない——それが看護師の視点である。一方で，ケースワーカーなど保護者と直接関わる職種は，保護者からのクレームを恐れるあまり「持ってきたものを全部飲ませておいてください。この子の保護者，うるさいんです！」と看護師にプレッシャーをかけてくることもある。それでも私たち看護師には，ナイチンゲールの時代から「（病人に）毒になるものは飲ませない」という鉄の掟がある。

　そこで私は，ケースワーカーと交渉して子どもをイチホの近医に受診させ，大量のクスリをどっさり持参して，「このクスリは必要」「このクスリは不要」と，医師に"二値分類"してもらうこともあった。そのプロセスを経て，ようやく薬の分包作業に入る。入所している子どもの半数以上が何らかの服薬をしており，その1人ひとりが1日3〜4回，多種類の薬を服用しているのだから，分包業務は想像以上に時間と労力がかかる。

　かつて精神科病棟に勤務していたとき，薬剤部からどっさり届く処方薬を前に，分包に半日かかっていた経験がある。だからこそ，イチホでも1〜2週間分の薬をセットすることに，私はそれほど抵抗を感じなかった。ただし，そこに気管支拡張作用のあるテープ剤や，入浴後に使用する保湿ローション・軟膏・点眼薬などが加わり，かつクスリの準備が必要な子どもが入所数の半分以上という規模になれば話は別だ。私は眉間にしわを寄せ，般若顔の表情で個包装のミシン線をバリバリとちぎりまくる毎日だった。

　ようやく分包が終わっても，次は与薬（実際に薬を飲ませること）が待っている。しかし，この与薬業務は，看護師が不在の時間帯や，施設

によっては福祉職が行うルールとなっている。つまり，看護師でない他職種が薬を扱うという状況が常態化しているのだ。そして，複数の他職種が子どものクスリに関与するということは，誤薬リスクが高まるということでもある。とくに，ピルや減感作療法の薬剤のように，一定間隔での服用が厳密に求められるクスリについては，細心の注意が必要だった。また，精神科系のクスリについては，作用・副作用のモニタリングも欠かせない。そこは看護師である私が，日常のなかで子どもに状態を尋ねたり，子どもから直接相談を受けたりしながら対応していた。

しかし，他職種が与薬に関わる以上，薬の意味もわからないまま"飲ませているだけ"という場面は実際によくある。自分が子どもに「何の薬を飲ませているのか」がわからないまま与薬が行われている，この現実を前にして，私は医療施設よりも，一時保護所の方が誤薬リスクは高いと言わざるをえない。

おわりに——クスリの山の向こうに見えるもの

このように，イチホの子どもたちが多剤服用している背景には，単一の病気や障害ではなく，複数の医療・心理・環境要因が折り重なって存在している。クスリの数は単なる"処方の数"ではなく，子どもがこれまで経験してきた「苦しみの数」でもあるかもしれない。

引用文献
三浦由佳 (2022). 児童相談所一時保護所における入所児童の医療ニーズと看護の現状. 琉球大学大学院保健学研究科 (修士論文).

＊この研究は平成 31 年度沖縄県看護学術振興財団の助成を受けたものである

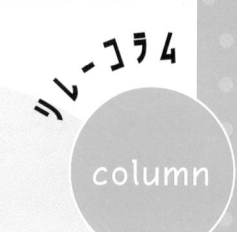
column

絵は口ほどに物を言う!?

BABA Shizu 馬場 史津 ［中京大学］

あるとき，保育園で年中さん，年長さんに家族の絵を描いてもらいました。

「お父さんは車に乗ってお仕事に行くの」「みんなで焼肉を食べに行くところ」など，絵を描きながら楽しそうに話してくれます。相槌を打ちながら聞いていると，絵がそっちのけになったりするのですが，その子の家庭の様子が伝わってきます。しかし，心の悩みを抱えて病院を受診する子どもたちはあまり話をしてくれません。

小学生のAさんは不登校のために小児科を受診しました。私が「何か困っていることはある？」「学校はどう？」などと聞いてみても，「別に」「まあね」と話が続きません。そこで「ちょっと絵を描いてもらってもいいかな？」とお願いすると「いいよ」と答えてくれたので，家と木と人を描いてもらうことにしました。Aさんの家の絵は，土壁の一部が崩れて中の藁が見えているものでした。これはHTP法という描画テストですが，家の絵は描く人の心の中にある家庭のイメージが表れると考えられています。Aさんに伝えることはしませんでしたが，私は絵を見ながら「この壁は，もうちょっとで穴があきそう」「寒そう」などと思いながら，「Aさんには家が安心できる場所とは感じられていないのかもしれない」「だからこそ，家から出られないのかもしれない」という可能性を考えて，援助の方針を立てることにしました。

このように，絵には言葉にならない気持ちが視覚的に表現され，言葉を介さずにストレートにメッセージを伝えてくれることがあります。大人であっても，自分の気持ちを言葉で説明することは難しく，無理やり言葉に当てはめても何か違う，そんな経験は誰しもあるのではないでしょうか。

土壁が崩れて中の藁が見えている家を描いたAさんの気持ちは私の想像と同じだったかどうかはわかりません。「家は安心できますか？」と聞いてみればよいと思うかもしれませんが，質問そのものがAさんを不安にさせるかもしれませんし，「安心できます」と答えてくれたから大丈夫だと言えるのか，それも疑問です。

描画テストでは客観的なデータを基にした分析とともに，もし私がこの家に住んでいたら何を感じるだろう？ この気持ちはAさんの気持ちかもしれないと想像することも大切にします。これは「共感的理解」といわれるカウンセラーの基本的態度と同じで，時に深い理解をもたらすことがあります。ここで理解されたことは，あくまでも想像であることを認識し，分かった気にならないように十分な注意が必要ですが，絵は口ほどに，時に口以上に雄弁なのです。

いまこそ

Being

看護の本質を！

看護技術教育に対する意識改革への挑戦

梅川奈々　四條畷学園大学准教授

UMEKAWA Nana

第 5 回

部分介助の見極め （2）

　前回，教育をしていく中で〈部分介助〉をどのように捉えるのか……という視点が十分ではなかった，という私の深い反省を込めて記事を書きました。この検討は，看護教育に従事する者にとって非常に意義深いことだと感じます。今回も引き続き，この問題について掘り下げて考えていきます。

〈全介助〉の方法を学ぶ学生たち

　全国の学校において，基礎看護学の講義，演習では，教科書に掲載されている看護技術のほとんどが〈全介助〉を前提としていますので，それに則って教授されていると思います。たとえば清拭の場合，ベッド上に臥床している患者にたいして，看護師がすべて行う方法が紹介され，顔の拭き方を例に挙げると，タオルの扱い方や額から頬，顎まで3の字を描くように丁寧に拭くように示されています［図参照］。学生たちは，学校で教わったことがすべてだと考えるので，何の疑問もなく，とにかく清拭の手順を頭に入れようと頑張って練習します。

　ところが，臨地実習に行き，患者さんを受け持ち，学校で学んだ技術を実践する段階になると，学生のほぼ全員が〈全介助〉の手順を想定して計画を立ててきます。先ほど例に挙げた清拭の場合であれば，学校で学んだ顔の拭き方なども，

「えっと……おでこから3の字を描くように拭いて……」

などとブツブツ言いながら復習している姿をよく目にします。

　しかし，実際の看護の場面において，〈全介助〉を行う機会はほぼありません。特に学生が受け持つ患者さんの多くは，日常生活動作に不自由な部分があったとしても，〈全介助〉しなければならない状態ではないことの方が多いので，その方の運動機能や認知能力を見極めて，何を，どこまで援助すればよいのかを吟味する必要があるのです。

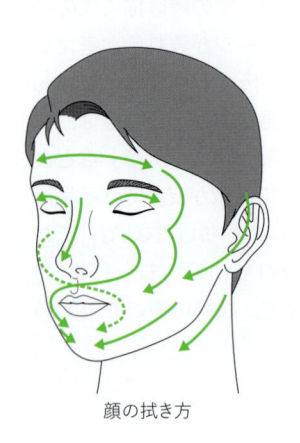

顔の拭き方

ですから私たち教員は，

「患者さんのADL（Activities of Daily Living：日常生活動作）の状態はどうかなあ？」

と尋ねながら，手順を再考させようと試みます。すると学生たちは，

「あ，そっか。全部私がしなくてもいいのか」と気づき始めるのです。

ある程度，学生の思考を整えたら，患者さんのベッドサイドに行き，清拭を行うことを説明し，物品を準備していきます。学生が初めて実施する援助の場合，この一連の学生の行動に，教員もしくは実習指導者が伴い，その都度，事故がないように気を配りながら，学生の看護技術習得に向けて助言をしたり，ときには学生のロールモデルとなったりするのです。

ここからは，私のケースで説明をしていきます。

学生とともに患者さんのベッドサイドに行くと，学生の緊張度はピークに達します。準備の段階で思考の整理を促してはいますが，思考と行動はまだまだ一致しません。緊張で頭が真っ白になる学生がほとんどでしょう。熱いタオルを上手く絞れずに時間がかかり，冷めてしまうこともしばしばあります。また，学内の演習では「声掛けがとても大切」ということも学びますが，緊張の中ですから，目の前の患者さんに声もかけず，震えながら黙々と作業を進めることは，学生たちの日常茶飯事です。

さて，学生たちはそのような中，全身清拭の手順として，まず患者さんの顔から拭こうと試みます。

「いまから顔を拭いていきますね」

と，患者さんに声をかけて，習ったとおりに顔を拭こうとするので，私はここで一言，

「タオルを渡して，ご自身で拭いてもらおうか」

と学生に声をかけます。学生は驚いた顔で，

「え？　私が拭かなくてもいいんですか？」と返してきます。

患者さん自身で顔を拭くことができるケースはとても多いのですが，学校で〈全介助〉の方法しか学んでいませんから，学生が驚くのも無理はないのです。

続〈部分介助の検討〉

さて，私は援助の場面での学生とのやり取りの際，患者さんが不安に思ったり不信感を持ったり，長時間待ったりするようなことがないよう，十分な注意を払います。特に先ほど挙げたような場面では，患者さんの目の前で学生にくどくど説明をすることを避けます。そして，まずは私が学生のロールモデルとなって，「患者さん自身にやってもらうこと」，「こちらで援助すること」を選択し，その促し方や実施の一連の流れをやって見せる，といった方法を取ることもありますし，学生ができそうな状態であれば，自然な流れの中で学生にその行為（学生に実施してもらう部分も，その場で選定します）を促して実施してもらうこともあります。

臨地実習の場面では，このように学生が立ててきた〈全介助〉の計画を〈部分介助〉に変更する上での，看護師としての思考を学生たちに身につけてもらえるよう指導にあたっています。

前号でもお伝えしたように，〈部分介助〉とは，単に〈全介助〉の一部を切り取ったものではなく，深い考察のうえに成り立つ，非常に高度な技術であるといえます。また，〈部

分介助〉の〈部分〉とは，清拭を例にあげるとすれば，患者さんの身体の一部分を指すのではありません。行為全体を通しての手順や方法，留意すべき点など，その行為に包含されているものすべての内の〈部分〉なのであり，さらにいうならば，〈部分介助〉を終えるまでの間，私たち看護師は深い洞察をとおして，常に患者さんに必要な〈部分〉を見極めながら遂行しているのです。つまり〈部分介助〉とは，その行為を終えるその瞬間まで，何をどこまですべきなのか，ということがわからない行為である，ということなのです。

〈部分介助〉の教育のあり方

前号に引き続き本号では，〈部分介助〉とは何か，ということについて非常に深く考える機会を得ることができました。しかし，これで課題が解決したわけではありません。現在，学校で行っている技術教育を見直すことこそが，本来，私が目指すべき着地点だと思っています。私は長いあいだ基礎看護学を教える中で，看護技術教育のあり方について多くの疑問を感じながら過ごしてきました。だからこそ，今回，あらためて検討したことが大きな意義を持つのです。

〈全介助〉ができれば〈部分介助〉もできるだろう……という発想は，全く間違っています。もしかすると，
「〈全介助〉は，看護師の労力と時間などを多く費やすことになるので大変だけれども，〈部分介助〉は，その量が減少するので楽だろう」
と思われてしまう可能性がおおいにあります。誤解を恐れずに言うならば，「〈全介助〉は看護師にとって都合がよく，手順さえ覚え

ておけば誰にでもできてしまう行為である」と考える人がいるかもしれないのです。

私は今回の検討によって，そのような発想の根底には"方法論"しかないのだということに，明確に気づくことができました。授業や演習の中においても，〈全介助〉と〈部分介助〉は，看護のレベルが全く異なるのだという前提に立ち，〈部分〉とは何を指しているのかを考えることの大切さに気づいてもらえるよう学生たちに教授すべきだという，看護教育の核心を掴みました。

おわりに

〈部分介助〉にかんしては，ますます高齢化が加速していく現代社会において考えるべきことがあります。以前なら命を落としていたかもしれないような重大な疾患を患っても，医療の高度化によって助かる命が増えました。しかし，そのことは患者やその家族にとって，大きな課題を突き付けることにもなりました。重い後遺症を患っている人が，確実に増えているのです。

障害を持っている人にたいして行われる援助は，障害とともに残りの人生を過ごすのですからできる限り自身の持てる力を最大限活用できるような支援でなければなりません。つまり，すべてを看護師が行ってしまう〈全介助〉の機会は確実に減少し，〈部分介助〉の必要性がさらに高まっているのだと考えることができます。したがって看護師には，目の前の患者さんに合わせた〈部分介助〉のあり方について深く洞察し，実践する能力を身につけることが求められます。看護教員としてその教育の一端を担っているのだという強い覚悟を持たねばならないと痛感した次第です。

「一つ曲がり角　一つ間違えて　迷い道くねくね〜」

渡辺真知子が1976年にリリースした「迷い道」の歌詞の一部ですが，私たちは果たして，本当に迷っていないのでしょうか。そしてまた，迷っている人に手を差し伸べることは，できているのでしょうか。

のっけから偉そうなことを書いてしまってすみません。でも今回は，どこかで迷ってしまった人が，正しい道に戻ろうと努力している人たちとの交流から，新人介護職員について展開しようという企みです。

新人介護職の応援

第 ⓰ 回

出所後の就労と介護研修

伊達哲也
DATE Tetsuya

特定医療法人陽和会評議員・
介護付き有料老人ホームコートローレル顧問・
その他初任者研修，実務者研修講師他

受刑者の高齢化

介護福祉士となって30年，非常勤であるも講師歴は25年近くになる私ですが，2024年度は一風変わったところで授業を行いました。

それは，刑務所です。いま刑務所では，出所後の就労のために介護の初任者研修や実務者研修が行われており，私は実務者研修の介護過程を担当しましたが，受刑者（以下，受講生とします）は，もちろん全員罪を犯した人です。窃盗や違法薬物に手を染め，何度か逮捕・起訴された結果現在に至るとのことですが，実際に接してみると皆さん非常に朗らかで，口調も穏やか。気さくなおじさんやあんちゃんです。

授業は刑務作業として行われているので，教室も生活する房や工場があるところの一画で行います。

事務所棟がある棟から，何重にも施錠された，国境のような空間，そしてその奥に作業工場や生活の場である房があり，刑務官によって行動を統制されている人たちが隊列を組んで歩いていたり，様々な活動を行っていたりします。

受刑者の高齢化が進んでいるとは，最近よく聞くことなのですが，かなり年を重ねていると思われる，背中が曲がった人や，車いすの人，歩行器をつかっている人もいます。

教室のある場所は，かつての作業工場なのですが，天井の高い建物には，デイケアに置いてあるトレーニングマシーンやタブレットがあり，いわゆるリハビリが行われています。その奥には介護が必要な人のための浴室があります。

リハビリや入浴の介助をメインで行うのは刑務所の職員ですが，助手を務めるのは実務

者研修を修了した人です。

先述の通り教室は工場の一画にあります。刑務所らしくびしっとした号令がかかり，挨拶を終えれば授業開始です。

普通の授業と異なるのは，教室のドアは開けたままで，常に刑務官の目が行き届いていて，何かがあればすぐに駆け付けられるようになっていることです。

授業は9日間かけて行いますが，1日目は私よりも受講生の方が緊張しているようです。というのも，こちらから発問し，答えを求めても，「迂闊に発言すると刑務官に注意や指導をされる」，そんな意識が働いているのだそうです。

しかしながら，介護過程の授業の前に刑務所職員の介護福祉士による授業が行われており，少しばかり時間が経過すれば，次第に空気は柔らかくなってきます。

事例を用いて授業を展開していたときのことです。誤嚥について課題が上がったのですが，ここであがってきた質問に面食らいました。「先生，もしそれで裁判になったら，民事ですか？　刑事ですか？」「やっぱり自分たちみたいに前科があれば，扱い変わるでしょうか？」。

これは答えに困ります。一応こういった判例はあったと答えることしかできませんよね。それに対して，「やっぱり命ですもんね。我々が気をつけるにこしたことないですね」と，笑顔でかえしてくれたりして，こちらが救われる思いになりました。

衣服の着脱や身だしなみのところでは，「拘置所方裁判に行くとき，俺はジャージでいいって弁護士さんに言われたんですよね」と誰かが言えば，「俺は一応ジャケット着てったよ」と別の誰かがさらに発言したり。通常の授業では出てこないようなことが出て，こう言っ

ては何ですが，実に刺激的な時間が過ぎていきます。

感じられる介護のセンス

私はこれまでの介護福祉士人生の中で，抜群の介護のセンスを持つ人に出会ってきましたが，受講生とのやり取りの中で，彼らの中にある介護のセンスを感じることが多々ありました。

例えば受刑者の中に認知症の方がいるそうで，授業の中でいくつかの特性などに触れると，「やっぱり○○さんは認知症で間違いないよ」「でもかわいいよね。いつも水まきたくてしかたないみたいだけど，なんか嬉しそうだもんね」。

こういう会話，私たち介護職員の日常の会話の中でも，よく出てくるのではないでしょうか。さらに詳しく聞いてみると，必要のない所にも水をまいてしまうのですが。許される範囲で本人の好きにしてもらえるようにしている。そうすると笑顔だし，穏やか。こんな答え，私は原点でもあり，求められる専門性でもあると思います。

人柄もあるでしょうが，徹底的に統制された集団生活を送る中で，娑婆で生活している私たちにはない視点が養われているのではないでしょうか。

もちろん味わわない方がよいのでしょうが，いつもやってあげる側に立っている私たちにはわからない，知識としてわかっていても，我が事としてどの程度とらえることができているのでしょうか。

「先生，そのG-SHOCKいつ頃のモデルでしたっけ？　俺は時計が好きだから，ここを出たら買いに行きたいんですよ」「先生，今日のスニーカーいいっすね」といった，外のこ

とについての興味・関心がとても高く，私たちならばその気になればいつでも手に入れられることが，彼らにとっては遥か彼方のことなのです。

私はかつて，下町の商工業地域にある特別養護老人ホームで働いていましたが，目の前にコンビニがあり，徒歩で数分のところに商店街があり，お菓子屋，総菜屋，喫茶店，大衆食堂，銭湯もあります。

当時は措置制度だったので，比較的元気な方も入所されていました。その方たちがふらりと出かけ，一風呂浴びて湯上りに一杯……大福でも買ってきて熱いお茶で一服……

すると私たちはどうしても，控えていただくよう注意してしまっていました。それまで自宅で頑張って生活してきた人からすれば，なんでこんなことまで干渉されなければならないのかと感じていたのではないでしょうか。

自分を必要としてくれている人がいる所

授業も回数を重ね，グループワークでアセスメントや介護計画の立案へと進んでいきますが，交わされる意見を聴いていると，とても温かな視点で，不明な点があれば手分けしてテキストを調べ，そして私に相談をしたり。それはとても真摯な姿勢での学びであり，そしてその時間をとても楽しんでいるように思いました。

9回の講座が終わりに近づいてくると，出所後の就職についての相談が出てきます。一番は，罪を犯し，服役したプロフィールを持つ自分を，果たして雇ってくれるところがあるのだろうか＝居場所があるのだろうか……当然といえば当然の不安でしょうし，実際に世間の目は厳しいでしょう。

今回私が授業を来なった刑務所は，累犯（犯罪を重ねている人で,何度か刑務所に出入りしている）の人が多く，中には育った家庭が極貧で，義務教育すらまともに受けられず，それゆえに就労でも苦労し，普通に給与をもらったこともないなど，同情を禁じ得ない思いを抱いてしまいます。

「情けは人のためならず」とはいいますが，今度こそは，学びを活かして実社会で活躍していただければと思います。

もしかしたら，皆さんの職場に『新人』として就職してくるかもしれません。そのときは，ぜひとも温かく迎えていただけないでしょうか。

こんどこそ，入った道が間違った道でなく。「こここそが自分の居場所である」「自分を必要としてくれている人がいる所はここだ」。それは服役経験の有無を問わず，どの職場でも新人を迎えるにあたって求められるものではないでしょうか。

授業は前期と後期，二期行いましたが，後期の授業に行った折りに，前期の受講生の方が，生き生きと介護補助をされていました。刑務官の配慮で，少しお話をできましたが，「先生，ここを出たら，介護職につきます。楽しいですよ」と，笑顔で言ってくれました。

鼻の頭がつんとします。もう，曲がり道を間違えないでくださいね！

リレー連載

あのころから

第6回

SUZUKI Kyoko

鈴木享子　助産師

乳房ケアの実践50年で忘れられない3事例

乳房ケア技術を追求し始めることになった看護学生時代の強烈な疑問

大学医学部付属の教育機関に在籍していた私は，母性看護学実習でも，進学して同じ病棟での助産実習でも，産後1日目から褥婦さんに提供していた○○大学式乳房ケアを教えられた。そして，産後2日目以降に，大変な痛みを伴う様子を見ていた。ルーチンで提供される乳管開通ケアで褥婦さんの乳房には，圧迫痕が青く残り，乳房ケアは痛いのが当たり前として怖がられていた。

1971年，医学部では自主ゼミ活動として医学史研究・医事評論家の川上武先生による「現在医療技術論」があり，私は運よく参加できた看護学生だった。私は当時，看護学校で学び続けること，生涯をかけた仕事としてよいのか迷いを心に残していたので，そのゼ

ミを通じて東京看護学セミナーで看護技術論を探求されていた川嶋みどり先生を紹介いただいた。厚顔顧みず「看護技術確立への道」と題するご講演をお願いにご自宅へ押しかけ，ご快諾いただき実現した。川嶋みどり先生は，看護学生自治会主催の講演会で教示をくださり，それを機に迷わず看護・助産を学び続けることになった。

1973年度の助産師学校卒業研究は，4名グループで「都内産科施設での乳房ケア実態調査」に取り組んだ。新卒の1974年に調査結果を母性衛生学会で発表した。その調査で母乳授乳の状況は，大学病院産科・都立総合病院産科・産科単科病院と，産科有床診療所や助産院で出産した母子との間には明らかに差があり，助産院のママが笑顔で，赤ちゃんも美味しそうにたっぷり母乳で充足していたのが印象的だった。そうして，今日まで，苦痛のない効果的な産褥早期からの乳房ケア技術はあるのか……と，その探求が始まった。

その後，臨床看護学研究所スタッフとなり，川嶋みどり先生から看護技術の本質的規定は，物理学者で哲学者の武谷三男先生が規定された「客観的法則性の意識的適用」が最も相応しい……と，学習会の度に教示を受け，この規定は，迷わず助産技術を探求する「道標」となった。

1977年秋に，大学病院勤務の斎藤先輩は，「（富山県）高岡市開業助産師の桶谷そとみ助産師が凄い！　痛くなく，手技の効果がすごい！」と何度も訪問見学し，「あなたも直接習いに行きなさい！」と勧められた。同郷富山県の桶谷そとみ助産師を訪問し，「こうすれば，こうなる……」と手に手を添えて教示を受けることができた。その手技を目に焼き付け，手の感覚を再現する活動が始まった。

第一子子育て中であり，その後第二子，第三子に恵まれ，四世代家族の一員だった私は，足繁く高岡を訪問して見習うことはできなかった。しかし，新生児訪問指導で出会ったママさんや，地域病院勤務時に他科疾患で入院された授乳中のママへの乳房ケア実践をコツコツと積み重ね，少しずつ桶谷先生の剥離法と搾乳法の技能を高めることができた。

ついに，私は39歳の頃に「安全で安楽な乳房ケア技術」が見え，実践していた。「退院日までに安全で安楽な乳房ケアを提供し母乳栄養を充足する助産ケア技術を検証する」を目標の1つに掲げて都立病院地域周産期病棟へ就職した。

その後，転勤先の看護学校教員の時に，聖路加看護大学の故・小澤道子先生のご支援を受け，前向き方向で「入院中の乳房ケアプログラム」研究を，産褥早期の乳房ケアに必要な条件と提供する妥当な時期に焦点を当てた，仮説検証的研究を行った。その結果は，母体の生理的な変化を児がうまく吸啜する条件を整える助産ケアで必要量を満たせたことを母性衛生学会へ報告した。

乳房ケア実践で忘れられない事例

〈その1〉 左乳房外側に硬結が数個触知され痛みに苦しむ産褥早期のママの事例

約20年前，助産師となって30年頃に，川嶋先生から「看護大学院生の方で，産後間もない方がおっぱいトラブルで苦しんでいるので，みてあげて……」とご紹介の連絡を受け訪問をした。

この初産婦は，右側乳房には大きなトラブルがないが，左乳房外側に大きく連なった硬い硬結を蝕知し，褥婦は発声さえも苦しそうで「爆発しそうです……」と実に苦しそうだった。

乳腺体の「剥離法」と「搾乳法」でケアを進めて1時間ほどが経過し，少量ずつの搾乳で内圧は徐々に軽減されていたが，乳汁成分が砂状になってザラザラと排出していた。「私の技術では，この硬結を解除できないのだろうか……」と思慮しつつも，砂状にザラザラしたものが混ざった乳汁の搾乳を継続していた。

私は臥床した褥婦の右側に位置し，私の左手手掌は，左乳房上部に当て平均に軽く圧迫していたが，突然「スポン！」と乳栓が抜け，途端に弧を描いて長時間（かれこれ1分ほども継続していた様子）乳管口からの冷たい太い乳汁が，ママの左肘関節内窩へ排出し続けた（心配そうに付き添って注視していた実母さんも，夫さんも，施術者の私さえも驚き，目を丸くして光景を凝視していた）。

その時に目にした左乳房，施術者の左手手掌で軽圧していた人差し指と親指の間に垣間見えた乳頭部分は暗紫色を呈していた。一過性に虚血状態を呈したようで，これも初めての所見であった。弧を描いて，左手手掌の軽圧だけで流出していた乳汁の勢いがなくなると，乳輪部の血色も回復した。

硬結は一気に消失し，ママの苦痛も消失した（フゥーと周囲の緊張が解れた）。6〜8個も連続していた硬い乳房の硬結は一気に消失し，ママの苦痛も消失していた。

ケアを振り返って考察し理解できたこと

産褥早期の解剖学的乳房乳腺組織には，乳頭に10〜15個の開口部があるとされている。1個の開口部から乳管が乳管膨大部を通り4〜5個の乳腺小葉にまで繋っている。各乳

腺小葉では，上皮細胞が袋状の乳腺小葉の内側に乳汁を分泌産生し，新生児の①吸啜陰圧と，児の吸啜刺激で②乳腺小葉外側周囲にある筋上皮細胞が視床下部からのオキシトシン分泌作用に反応して収縮し，乳管口から分泌し，児が呑み取る仕組みになっている。

この事例のママの乳腺組織は個性的で，乳管口への乳管は，標準以上の数の乳腺小葉に繋がっていたため負荷がかかり滞り，うっ滞し乳汁が変性し乳栓が生成され，ゴロゴロと多数の巨峰の実のような乳腺小葉が連なって硬結となっていたと考えられた[図参照]。

まさにケア実践を通して，個性的な乳腺組織が引き起こした産褥早期の乳汁うっ滞であり，ゴロゴロと連続した硬結による乳房緊満痛であったことがアセスメントできた。

第二子の出産後も同様に誘発しやすいと推測され，乳汁うっ滞を起こさないよう要所となる時期に乳房ケアを計画し対処した。

〈その2〉 数回流産を繰り返して貴重児を出産した40代後半の初産婦の事例

助産師45年目には，ある病院で乳房ケア技術の助産師現任教育活動をしていた。

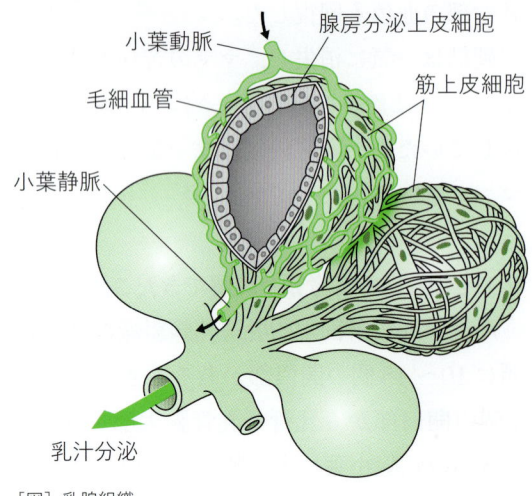

小葉動脈
腺房分泌上皮細胞
毛細血管
筋上皮細胞
小葉静脈
乳汁分泌

[図] 乳腺組織

その時の初産婦は，不妊治療の末に貴重児を出産することができ，可能ならば母乳で育てたいと願い助産院で産後ケアを受けて，さらに産後ケア病棟に入院した熟練看護師だった。

その褥婦の産後乳房の特徴は，40代後半の加齢現象か乳頭付着部位の乳頸部が極細く，乳管もごく細く変性し捩れて薄い皮膚で付着しているような形態をしていた。大学病院で不妊治療を受け分娩し，その後，ぜひとも母乳を与えたく産後ケアで助産院へ転院したが分泌が得られず，わが子に母乳栄養を切望し，さらに転院をしてきた意思の強い褥婦という印象であった。褥婦の願いと気迫が迫る雰囲気の中で，母乳分泌を促進する手技を獲得していた私だが，乳頭乳房の形態を目にして要望に応えられるか不安を抱きつつケアを始めた。

基本的手技としての乳腺体剥離法をしたところ，乳頭の乳管口に乳滴がプチっと現れ，1本だが射乳も現れると褥婦の表情が明るく変化した。さらに，基本的ケアの乳輪部搾乳法をしたら，乳管口が開通し複数流れる乳汁が見られた。乳頭は児が吸啜（きゅうてつ）できる乳輪の伸展性と柔軟性がある形態となり，褥婦のセルフケアとして①オッパイ体操をすること，②毎日約2,000ccのノンカフェインの水分摂取をすること，③シャワーで温湯を当てること，④児に深く乳頭を吸啜してもらうこと，⑤毎回の授乳時間は，両乳房を合計30分ともう少し吸啜させることと説明した。

児の吸啜刺激が，プロラクチン血中濃度を30分後に最高値にさせ，徐々に減少してゆくホルモン優位の乳汁産生機構が機能する時期だったからである。

初めて乳房ケアを提供した時に，自分の乳

房乳頭の肯定的な変化を見た褥婦は，①～⑤を実践する希望を得たようで，1か月検診時には見事な進行性変化を遂げていた。すなわち，乳房の乳腺体は拡張して乳汁産生量が増え，乳首乳頸部は普通に太くなり，授乳量もほぼ充足するように変化していた。児との母児相互作用が変化を遂げさせていた。

ママが，適切な乳房ケア提供によって自分自身の乳房の変化を認識し，自己効力感が高まり，授乳行動やセルフケアを実行する行動変容に繋がり，願っていた完全母乳の育児生活へと変わった。

〈その3〉 帝王切開分娩後2か月と1週間で化膿性乳腺炎となったが治癒した事例

44歳の初産婦は，帝王切開で分娩した。褥婦の職業は薬剤師であった。

直接出会う前の経過であるが，退院後2か月と1週間で母乳外来を受診した時に，左乳房上部内側に発赤と硬結あり，発熱は37℃，乳頭に傷あり，白斑4個あり。乳腺炎重症度スコア11点で，抗菌剤セフカベン，消炎解熱剤カロナール，葛根湯処方。発赤部クーリング，夜間排乳とされていた。

発症5日後，白斑2個開通し，硬結は10cm×10cm，重症度スコア12点。発赤消失し発熱なし。発症9日後に，硬結は10cm×10cm変わらず悪化し，感染性乳腺炎に移行し，乳腺炎スコア22点へと進行。ロキソニン，サワシリンに変更された。

発症12日後に，化膿性乳腺炎に移行し患部乳腺を切開術し排膿量127g。抗菌剤レボフロキサシンとアセトアミノフェン処方となり，クーリングとなった。

発症後13日後，左乳房外側上部発赤，腫脹，疼痛あり，再度排膿80g。入院し抗菌剤投与による点滴管理となった。

発症27日後の入院中から関わったケア

切開部位を清潔ガーゼで被覆し，乳腺体の剥離法と乳頭からの搾乳法を行った。

変質した砂状乳汁をできるだけ排乳し，腺房分泌細胞からの新しい乳汁産生を促進し，授乳も継続した。

2度目の切開後20日，外来でケアをしたが，切開部位はほぼ閉鎖が確認でき，硬結も10cm大から4cm大へと縮小し，軽快快癒としケアを終了した。

化膿性乳腺炎の乳腺切開術後のケアの原則

化膿性乳腺炎の乳腺切開術後のケアの原則は，抗菌剤の投薬で炎症を鎮めつつ創部を観察しながら授乳を継続させることが重要である。

具体的な手技は，授乳前に切開部位を滅菌ガーゼで被覆しながら基底部剥離法を行うと，授乳時の患部の疼痛緩和を図ることができる。

授乳を継続しつつ，剥離法と搾乳法で乳汁分泌を図る理由は，母乳中に活性リゾチームが含まれており，リゾチームは真正細菌の細胞壁を構成する多糖類を加水分解する酵素で，現代でも依然存在する細菌感染の危険から私たちを守っている。乳腺炎の自然治癒力への作用が高く，新鮮な乳汁を患部乳腺に分泌させ循環させることが早期の快癒に至ることになるからだ。

1990年代までは，ダーゼンという内服薬が販売され（武田薬品），乳汁うっ滞に対する効果ありとして処方されていた。しかし，2022年2月に自主回収し販売中止となっていた。

4cm大の比較的柔らかいカプセル状の軽い乳汁うっ滞については，薬剤師である褥婦と

相談し，新鮮な生卵卵白1個分で0.3mg薬価相当の活性リゾチームを摂取でき快癒するのではないかと考察をした。1日2個の新鮮な生卵の摂取は，0.6mg相当の活性リゾチームを摂取できる食品であり，ダーゼン内服量に相当していた。母乳中に備わっている生理的回復メカニズムの活用を学んだ忘れられない事例となった。

これら3つの事例が忘れられないのは，なぜか

まず1つ目の事例では，桶谷そとみ助産師が技能までに高めた苦痛なく即効果的な「乳房手技」を，自分の目と手の感触・感覚で模範的モデルとして取り込むことで，ひたすら日常的に実践を積み重ねて再現できるようになり，発見できたことであった。

そして，武谷三男先生が唱えた技術の本質的規定「客観的法則性の意識的適用」を言語化する技術化と繰り返し実践することで技能に高められて自分の技となる……を，自分自身の仕事の中で検証してきたからだ。

つまり，産後褥婦の乳房ケアの基本技術は，「乳腺体の『剥離法』を実施すると，緊満し硬く疼痛を伴う乳汁うっ滞を呈していた乳房は即座に弛緩し」，乳汁の循環改善の基礎的条件が整うということ。それから，「片手手掌で気持ちよい程度の密着軽圧をしながら，もう片方の手の指で立体的に整え，親指と人差し指で乳輪部乳管膨大部を児が吸啜する程度の圧力で摘み上げる『搾乳法』をすると乳管がいくつも開通し，射乳し，乳腺小葉の減圧ができ，緊満痛が消失する」ということを知りえたからだ。

そして，実践する中で，直視できないが個別的な乳房内部の乳腺小葉配列や乳管への負荷が架かっていた状況に気づいたからだ。

2つ目の事例では，基本的な手技の「剥離法」と「搾乳法」をする中で，よい変化が母親の自己効力感を高め授乳意欲を高めること，母と子に備わっている生理的な母子相互作用が自然再形成力を引き出し，見事に完全母乳となったことを知ったからだ。

3つ目の事例では，進行した化膿性乳腺炎となった場合であっても，抗菌剤内服もするが，授乳をしながら新鮮な乳汁分泌を促進して乳汁に備わった成分「活性リゾチーム」の生理的治癒力を活用しながら乳房ケアをすることで切開創は塞がり，快癒してゆくプロセスに気づいたからだ。ヒトの自然治癒力の素晴らしさを学んだからだ。

産後の乳房ケアの基本技術は「剥離法」と「搾乳法」であることを確信し，武谷技術論の，技術とは「行為を可能にする原理」であり，「外部から現象として見るのではなく内側から」見る必要がある。「人間実践における客観的法則性の意識的適用」であり「人間の実践は技術的実践と技能的実践の統一で営まれる」を実践の中で理解することができた。川上武先生，川嶋みどり先生から武谷技術論を学び，3事例が技術の本質規定と通底していたことを確信できたから，忘れられないのだと考える。

［参考文献］
1) 川上武：現代医療論——医療にとって技術とは，勁草書房，1972.
2) 武谷三男：弁証法の諸問題，勁草書房，1968.
3) 川嶋みどり：ともに考える看護論，医学書院，1973.
4) 川嶋みどり：生活行動援助の技術 改訂第3版，看護の科学新社，2022.
5) 川嶋みどり：看護の自立——現代医療と看護婦，勁草書房，1977.

ポータブルトイレを使用する患者に対する排泄ケアの取り組み

大山愛梨 OYAMA Airi ［社会医療法人恒心会 恒心会おぐら病院］

はじめに

　排泄は人間の生理的ニードの基本となるものであり，川島は「看護師の排泄援助が二次的に患者に苦痛を与えるようなことは，絶対に避けなければならない」[1] と述べている。

　排泄ケアは，看護師にとって身近なものであり，1990年代からポータブルトイレ（以下，PWCとする）使用中のケアについて，蛯名[2] や岩屋ら[3] の報告があるようにさまざまな方法が試されている。

　A病棟は神経内科を中心とした36床の混合病棟で，筋萎縮性側索硬化症や多発性硬化症・髄膜炎やパーキンソン病・圧迫骨折・認知症など，日常生活自立度B〜Cランク患者が多くを占める。PWC使用者は，3〜10名程度／日で，日中はなるべくトイレ誘導で対応し，夜間のみ使用している患者が多い。しかし，患者が安心して排泄できる環境が整えられているか疑問に思った。そこで今回，PWCを使用している患者への排泄ケアプランを策定し取り組んだ。

Ⅰ. 研究目的

　PWCを使用している患者への排泄ケアプランに取り組んだ看護師の看護実践に変化があったかを明らかにする。

Ⅱ. 研究方法

1. 調査対象

　A病院脳神経内科病棟看護師29名

2. 研究期間

　2023年8月〜12月

3. 研究方法・分析方法

　1）8月〜10月：排泄ケアプランの取り組み

　（1）臭気対策：

　PWC用防臭液を使用（効果は24時間）。排泄桶に水500mL＋防臭液10mL。防臭液は排泄物の性状確認ができるよう無色タイプを選択。

　（2）防音対策：

　①排泄音：日中はラジオやCDプレイヤーの利用，夜間は個人で音吸収シートの使用。

　②PWCのズレによる音：滑り止め付きの防水足元マット（ディスポ）の使用。

　③PWC開閉の音：蓋に防音クッション（ゴム）を使用［写真］。

　（3）衛生対策：

　①失禁による床の汚染，認知症患者の裸足行動：滑り止め付きの防水足元マットの使用。

　②排泄後の手指保清：おしぼりや除菌シートを準備し，患者への使用を促進。

　③終日PWCの使用：食事前に一時回収。

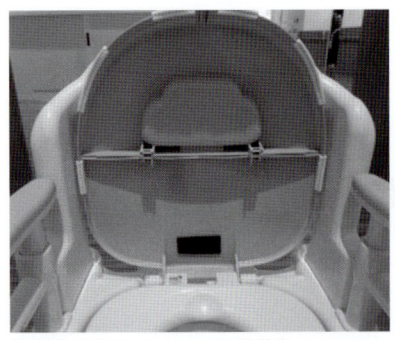

［写真］防音クッション・ゴム装着後

（4）心理的配慮：

①PWCの設置場所：カーテンの開閉側を避けて設置。

②PWC使用中のスタッフ間への周知：札を作成し，カーテンに設置。

③夜間の照明：枕元灯の使用。

④患者間：なるべくPWC使用者を同室へ。

2）12月：アンケート調査

（1）対象の属性（年齢層，看護師経験年数）

（2）排泄に関わる臭気・音・衛生・心理的配慮の4項目について，ケアに変化があったかを4択の選択式，またはその理由については記述式とした。

（3）今回の取り組みを通し排泄ケアについて感じたこと考えたことを記述式とした。

（4）結果から，看護実践に変化があったかを検討した。

Ⅲ. 倫理的配慮

研究者が所属する法人の倫理審査委員会の承認を得た。対象者には文面で研究主旨や参加の自由などを説明し，アンケートへ返送をもって研究への同意とみなした。得られた情報は個人が特定されないよう厳重に取り扱った。

Ⅳ. 結果

1. 対象の属性

29名全員から回答があった。看護師の年齢層は20歳代が最も多く38％で，次いで40歳代（25％），50歳代（20％），30歳代（17％）の順であった。経験年数は1～32年，平均15年であったが，10年未満が45％で最も多く，次いで20～29年（32％），30年以上（17％），10～19年（6％）であった。

2. 排泄ケアプランについて

1）臭気対策［図1］

全員が，防臭液による効果があったと回答していた。その理由として，大部屋における臭気の改善があげられ，臭いがしなくなったという患者の声も聞かれた。そして，防臭液を継続して使用するべきとの意見が多かった。さらに，排泄桶への便付着が減ったという二次的効果もあった。

2）防音対策［図2］

90％（26名）は効果があったと回答していた。防音クッションによりPWCの開閉音が減り，防水足元マットを敷いたことにより使用時に発生する音が減少し，転倒と勘違いし訪室する回数が減ったなどの意見が挙げられた。他に，防臭対策の水により排尿音が軽減したとの意見もあった。

一方，10％（3名）は効果が無かったと回答しており，排泄音はあまり変わらなかったと言う理由であった。日中は流れる音楽や人の話し声，TVの音などにより排泄音はかき消されるが，夜間はそうではないと感じる看護師もおり，個々人の違いがあった。

3）衛生対策［図3］

97％（28名）は効果があったと回答していた。排泄後の手指衛生に関しては，元々気にかけていた看護師が多く，除菌シートやおしぼりを準

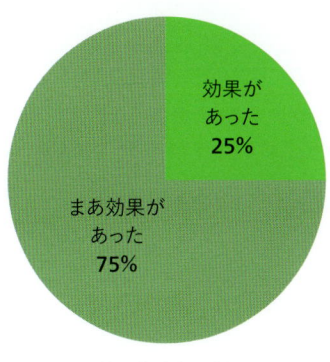

[図1] 臭気対策

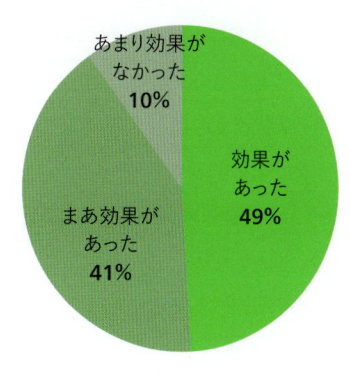

[図2] 防音対策

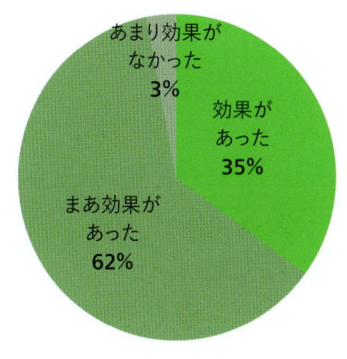

[図3] 衛生対策

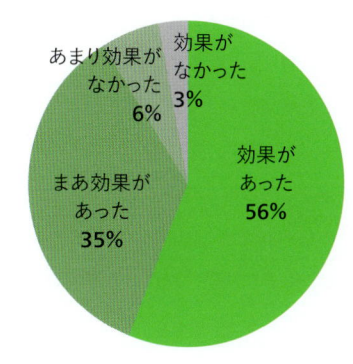

[図4] 心理的配慮

備することにより，ベッド柵や床頭台等の周辺の清潔を保持できるようになったとの意見があった。

また，滑り止め付き防水マット（ディスポ）に関しては，PWC周辺への尿汚染が予防できた，汚染した時の床掃除をしなくて済むようになったと作業効率が良くなったことや，靴を履かずに排泄できるようになり，尿失禁の予防にもつながり患者のメリットにもなった，さらに，排泄ケアおける看護師の衛生への配慮は，広い意味での患者の衛生への意識づけになるのではないかという意見も挙げられていた。

一方，3％（1名）はあまり効果が無かったと回答していたが理由は不明であった。

4）心理的配 [図4]

91％（26名）は効果があったと回答していた。札（PWC使用中が分かる）があることにより，退室時に意識的にカーテンを閉めるようになったからと言う理由であった。

一方，9％（3名）は効果が無かったと回答し，その理由は，PWC使用者を同室にするという調整が行えない状況もあったと言う理由であった。

3. 今回の取り組みを通し
排泄ケアについて感じたことや考えたこと

記述から，22のサブカテゴリー，9のカテゴリーが抽出された [表]。9のカテゴリーは，今回の取り組みについて3カテゴリー，看護師の変化6カテゴリーに整理された。

1）今回の取り組みについて

今回の取り組みは，〈排泄ケアの課題の明確化〉〈ケア見直しの機会〉〈自らの姿勢に気づく機会〉となっていた。

サブカテゴリー（経験年数）	カテゴリー
PWCに関し考え直す機会になった（21）	ケア見直しの機会
現状のケアで満足し，新たなケアを考えることもなかった（5）	現状で満足していた自らの姿勢に気づく機会
今まで見送っていた問題が明確になった（1）	排泄ケアの課題の明確化
排泄時の臭気，音は人に聞かれたくない（30）	PWC使用で生じる患者の不快
臭いを気にする患者も多い（30）	
寝食を伴うスペースで排泄することに抵抗がある（20）	
通常とは異なる状況，環境下で排泄をしなければならない（9）	
排泄はデリケートな問題である（36）	排泄ケアに対する看護師の認識
排泄ケアは患者に合わせることが必要である（36）	
患者の気持ちに寄り添う環境になればいい（20）	
排泄ケア時に環境調整が大切だと再認識した（9）	
プライバシーへの配慮が必要（8）	
羞恥心に配慮する重要性が理解できた（1）	
臭気がないのは病棟環境としてよい（13）	快適な環境調整の必要性
今回の対策は，患者が快適に過ごせる環境になると感じた（5）	
過ごしやすい環境になっていると感じる（1）	
今回のプランを継続していきたい（30）	プランの継続（今後の決意）
今後も継続していきたい（5, 3）	
プランの効果があり，今後も続けた方がよい（1）	
更に意識してケアプランに取り組むようになったと思う（21）	看護師の前向きな姿勢への変化
排泄ケアプランをアップしていけたらよい（36）	よりよい排泄ケアの追求
スタッフがプライバシーの配慮が徹底できればよい（8）	

2）看護師の変化

看護師は〈PWC使用で生じる患者の不快〉〈排泄ケアに対する看護師の認識〉を再認識し，ケアを実践することにより〈快適な環境調整の必要性〉〈プランの継続（今後の決意）〉〈看護師の前向きな姿勢の変化〉を感じ，今後の展望として〈よりよい排泄ケアの追求〉を挙げていた。

V. 考察

1. ケアプランについて

4項目への取り組みの中で，看護師・患者と

もに，特に反響が大きかったのは，臭気対策であった。排泄物に含まれるアンモニアは，悪臭防止法で不快な臭いの原因となる22物質の1つに挙げられている。病室は患者にとっては生活の場であり，看護師にとっては仕事の場となっており，不快な臭い，臭気の拡散は患者・看護師，共に防ぎたいものであった。今回の臭気対策の効果により，介助される側・する側双方に排泄援助への忌避感に繋がると考える。

また，防音効果や衛生対策は，主にディスポ商品を活用した工夫であったが，概ね効果的な結果が得られた。コスト面の課題が生じる可能

性も考えられるが，今の段階では許容範囲である。

2. 看護師の排泄ケアに対する認識の変化

日常的なケアの1つである排泄ケアは，経験に頼り，従来通りの方法を踏襲していた看護師も少なくない。今回の取り組みは，排泄ケアの課題が明確化され，ケアを見直す機会になるとともに，新たなケアを考えることもなかったと言う自らの姿勢に気づく機会に繋がっていた。

また，取り組みを進めていく中で，改めてPWC使用で生じる患者の不快や排泄ケアに対する看護師の認識について思いを寄せていったと推察される。そして，快適な環境調整の必要性，このケアプランの継続を決意するなど，前向きな姿勢へと変化していった。そして，よりよい排泄ケアの追求という今後の展望を語るまでになっていた。

私たち看護師が患者への看護・日常生活上の援助を行う上で，大切にしなければいけないケアそのものは，忙しさや慣れに伴い曖昧になってしまうものである。今回，病棟看護師の意見を聴取し，それにより問題が共有されケアプランの策定に繋がった。しかし，ケアプランが導入されるまでやや難航した。そのため休憩室へのポスター掲示や，朝礼での声掛けなどを繰り返し，3〜4か月かけて習慣化することができた。今後この取り組みを続けるうえで，定期的な周知やケアプランの見直しが必要だと考える。

VI. 結論

1. 排泄ケアプランは臭気・音・衛生・心理的配慮等の課題を解決するプランであり，特に臭気対策に効果があった。

2. 今回の取り組みで，看護師の看護実践は，取り組み前より，排泄援助に対して前向きな姿勢へと変化した。

［引用文献］
1）川島みどり：生活行動援助の技術 改訂第3版, p.108, 看護の科学社, 2014.
2）海老名美幸：ポータブルトイレの排尿時の音について；音に対する意識調査の排尿音を減少させるための工夫, 臨牀看護, Vol.15, p.1970-1978, 1989.
3）岩谷麻里子・鎌田恵美・蟒川内亜也美：ポータブルトイレ使用における排尿音の軽減, 平成28年度, 日本看護学会論文集急性期看護, p.145-148, 2017.

本研究は，日本医療マネジメント学会第21回九州・山口連合大会で報告したものを加筆修正したものである。

「医原病」について考えた

中尾理惠子 NAKAO Rieko ［公益社団法人長崎県看護協会県央支部長］

公益社団法人長崎県看護協会県央支部「多職種連携会議」の際，患者事例をもとにグループワークを実施しました。その内容と事例の情報提供者3人と私が話し合ったこと，また考察を述べます。

事例紹介

91歳，女性。入院前，ADLは自立，娘さんと2人暮らし。

疾患名：圧迫骨折にて救急入院，急性期病棟からリハビリ病院に転院。その後，食事摂取量が減少（お粥がきらいであったのに提供され続け，食欲低下），日中は傾眠がちとなるが夜間は睡眠導入剤が与薬され，リハビリも進まず臥床がちとなり，褥瘡形成，尖足となっていた。

娘さんが面会に行くと口の中にはいつも食物残渣があり，娘さんが口腔ケアを実施していた。娘さんは，「ここの病院はリハビリもやってくれない」「口のケアもやってくれない」と思い，家に連れて帰りたいと希望された。自宅での看取りになるだろうと医師から説明を受け，ケアマネジャーのかかわりのもと，訪問看護，訪問リハビリが始まった。

自宅では娘さんから「少し体を起こせませんか？」などの希望があり，訪問看護では全身管理しながら少しずつ起こしていった。それに伴い上肢も動かせるようになり，意思疎通も少しずつできるようになった。訪問看護，通所リハの回数を増やし，3者が連携しながらADL拡大に努力した。その結果，食事は1か月後には普通食が摂取でき，半年後には屋外歩行までできるようになった。

上記事例をもとに参加者で話し合いました。出された意見と私たち（情報提供者3人と私）が話し合った内容を紹介します。

①家族と患者の声に沿って，その人の可能性を信じ，全身管理しながらその人らしい生活へつなげた多職種連携は成果を上げた。

②この患者さんは入院中に「リハビリに消極的，食事も食べない患者」と決めつけられ，寝たきりになったと思う。「食べない患者」と決めつけすぎ。どのようにしたら食べられるか検討し，食べられるようにかかわる時間はないのだろうか？　また，臥床であっても他動運動はできたはず。

③家族が「家に連れて帰りたい」と希望されなかったら，寝たきりはますます進み，どうなったかわからない。これは「医原病」ではないかと考える。

④看護現場は多忙で患者さんにじっくりかかわる時間が欠如している。その中で，日常生活行動の支援が不足している。なぜ重要視されていないのだろうか？

⑤経口摂取ができるよう整えるとADLが拡大してくる。ナイチンゲールは看護師が一番に気に掛けることは「新鮮な空気」，次が「食事」と記している。この事例からも経口摂取の重要性がわかる。

考察

　ナイチンゲールは『看護覚え書』に，患者の「症状や苦痛などが，実はその病気の症状などで決してなくて，まったく別のことからくる症状──すなわち，新鮮な空気とか陽光，暖かさ，静かさ，清潔さ，食事の規則正しさと食事の世話などのどれか，または全部が欠けていることから生じる症状であることが非常に多い」と記しています。

　この事例は，まさに「世話が欠け」，看護がなされなかった状態を表していると思うのです。

　働く看護師は今や170万人越えとなり，看護師数は増加しています。しかし「看護の質」は向上しているのでしょうか？　今も昔も医原病は少なくないのでは？　と考えてしまいました。

　患者本人や家族もしっかりしないと手遅れになってしまうとも感じました。

　また，看護師が中心となり患者の可能性や希望に沿ったケアができておらず，医療者中心の医療になっています。なぜ，こうなっているのでしょうか？

　看護師が看護に専念できず，時間に追われており，1人ひとりの個別ケアができていないことは背景にあるのではないかと考えます。看護師が看護に専念できるように職場を整えることは看護管理者の責任であることはいうまでもありません。看護管理者はどのような病棟運営，育成計画をもっているのでしょうか？　しっかりしないといけないと思います。現場看護の不手際は看護管理者の不手際なのです。

　看護師長がスタッフと一緒になって患者さんを看ていくといく基本に立ち返ることが重要だと考えます。

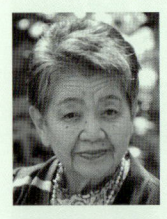

川嶋みどり
医療法人財団健和会臨床看護学研究所所長
●温暖化による季節変動があっても自然の生命力は旺盛。私も，主観的で私的な老いの感覚を言葉に著す過程で，加齢は衰退の一途を辿るものではないことを実感。これまでの生活リズムを崩さず続けようと思うこの頃です。

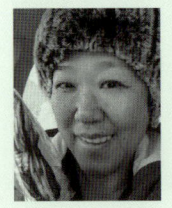

亀井紗織
株式会社ナースエナジー
●昨年川嶋みどり先生に，大胆にも「お会いしたいです！」とお願いをして，お食事をご一緒したのがきっかけでこの雑誌とのご縁もいただきました。こんな突撃型の看護師ですが本を作る一員に加えていただき，とても光栄です。

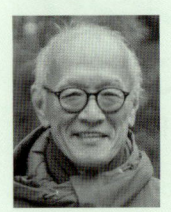

中木高夫
医師
●数年前のコロナ禍に，近所の川縁りが桜の名所になっていることに気づき，散歩して楽しんでいたのですが，今年はわが家の前の道を，スマホの画面を見ながら，地図アプリに誘導される人たちが朝からひっきりなしに訪れ，インバウンドのすざましさを実感しています。門を閉じていたときはゴミを投げ入れたりされたのですが，門を開け放つとそんなことはなくなりました。

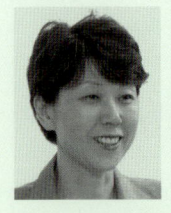

東めぐみ
文京学院大学保健医療技術学部看護学科・看護学研究科教授，順天堂大学医療看護学研究科客員教授
●大好きなミモザが終わりに近くなり，今は，エゴの花を待っているこの頃です。2025年3月31日で順天堂大学を定年退職しました。定年という言葉が何となくしっくりこないのは，年齢を認めたくないからなのかもしれません。一方で，失敗ばかりの自分の来し方を認め，これからもこれまで通り，普通に生きていくことが大切ではないかと，言い聞かせています。濱崎さんのおかげで，長いこと温めていた連載がスタートしました。先達の後を追っかけながら，これからも看護にかかわっていきたいと願うこの頃です。

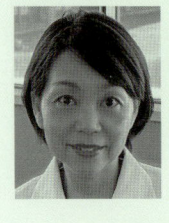

内山孝子
神戸市看護大学
●身体拘束の予防や，『本当の看護へ』をきっかけに講演依頼をいただくことが増えました。そして，地域に方々に熱布を活用したセルフケアの普及に取り組んでいます。喜んでくださる方々の笑顔が活動の原動力です。

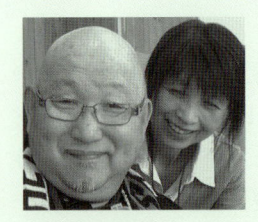

武久ぶく
夫：武久明雄＆妻：利江子，同年生まれの二人三脚。明雄（ぶく）：詩人，発信人，利江子：主婦
●この季節，気温の乱高下に四苦八苦しています。お互いに極力自力の精神で声を掛け合い生活しています。

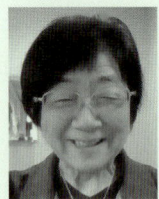
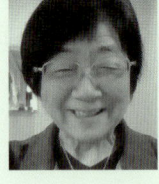

村松静子
全国メッセンジャーナースの会代表
●今年も満開の桜を観ることができました。不思議なことに，この時季になると，病院を飛び出したあの日のことが浮かんで来て，自問自答する私です。

梨木香歩
作家
●十年ほど前に上梓するはずだった，ある本——宮沢賢治研究と，脳の難病で亡くなった方に関するものだったのですが，私自身の事情もあり，暗礁に乗り上げたままでした。この春からようやく再出発です。

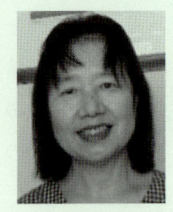

中尾理恵子
公益社団法人長崎県看護協会県央支部長・向陽学園看護専攻科非常勤講師
●日本の農作物は地方で作られています。私たちの身体は食べ物で出来ています。日本人の命を守るために，日本の「農」を守りましょう‼ 芝生の一部を切り取り庭の家庭菜園を少しだけ拡大しました。できる範囲の自給自足です。

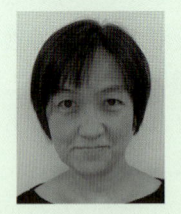

小菅紀子
健和会副統括看護部長・訪問看護ステーション統括所長
●訪問看護ステーションから何十年ぶりに病院に戻り，強化型在宅支援病院のオペレーションに携わり始めました。病院の中にいても，地域のニーズ敏感なナースでいたいと思っています。

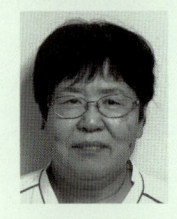

重見美代子
美須賀病院総看護師長
●新しい仲間を迎え新年度がスタートしました。しまなみ海道の大三島へ退院する患者さんの電動車椅子を試してみました。しかし，橋の通行料とガソリン高騰の影響でサービスが受けられないことがわかりショックです。

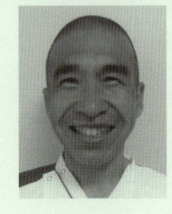

岡本将利
美須賀病院 理学療法士
●春になり3人の息子もまた1学年あがりました。息子たちの成長を感じられて嬉しい反面，自分の趣味であるランニング，膝を痛めて思うように走れなくなっている現実に辛くなることもある今日この頃です。

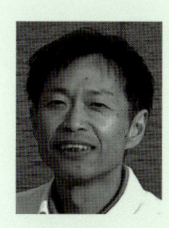

村上勝保
美須賀病院 作業療法士
●休みの日は野菜作りをしています。春は、あっという間に雑草が伸びるので、草との戦いです。土いじりは、癒し効果があるのか、身体は疲れますが、心は元気になります。自分が元気でないと患者様に、丁寧な対応できないですよね。

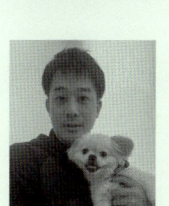

伊賀太一
美須賀病院 作業療法士
●回復期リハビリ病棟で専従スタッフとして働いています。患者様の退院後の生活が充実したものになるよう試行錯誤の毎日です。プライベートでは今年の1月に長女が誕生し、初めての育児に戸惑いながらも奮闘しています。

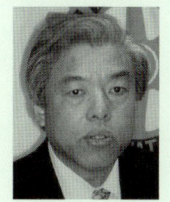

山本万喜雄
愛媛大学名誉教授
●治安維持法100年。最近、川嶋均さんの論稿「生活図画事件——最近の発見から」（『歴史評論』899号、2025年3月）を読む。みどり先生の講演記録「戦争だけは駄目——戦中戦後体験からの強い思い」と重ねると、この母にしてこの子ありという想いが満ちてくる。

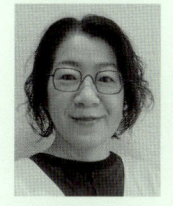

鳴海 幸
ナーシングサロン・タンジェ、メッセンジャーナース、（社福）なのはな会理事
●休日にサロンで年に数回、少数配置の現場で働く看護師のための座談会を催しています。多様な職場ではたらく看護師のモヤモヤに着目し、ここだから語れる、今だから話せる、気持ちの棚卸しの「場」になっていけたらと思っています。

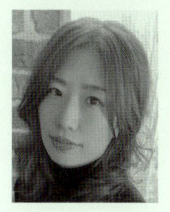

小島明美
東海大学医学部付属病院MFICU・助産師
●新年度は出会いの季節。「会いたいときに会えなくて、話したいときにすれ違いで、やっと出会えても待機」。意中の人には計画的に近づけるよう、新人教育担当として、シフト勤務あるあるをシェアしたいと思います。

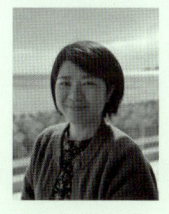

折井淳子
茅ヶ崎市立病院 助産師 母性看護専門看護師
●妊娠・出産・育児というかけがえのない時間を、安心して笑顔で過ごしていただけるように、女性やご家族の想いに寄り添いながら、「今、どんな支えが必要だろう？」と日々、支援を考えています。

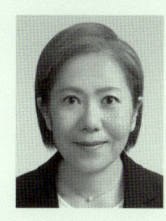

三浦ユカ
元児童相談所一時保護所看護師
●『前衛』4月号に論考を寄稿後、国会議員とイチホの看護師の実態について意見交換し、看護師規定を求める署名を子ども家庭庁に提出。翌日には国会質問でも取り上げられました。署名提出には鈴木享子先生、ナムーラ・ミチヨさん、青木映莉子さん、濱崎浩一さんも同席し、現場の実情を強く訴えてくださいました。大学院時代の孤立が嘘のようです。応援に心より感謝いたします。

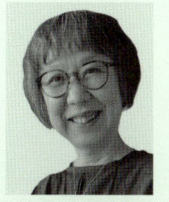

馬場史津
中京大学心理学部教授
●大学生と一緒に「今日の気持ち」を色や形で表すワークを行っています。言葉ではなく、色や形で伝えてもらうと、なぜか少しだけ相手に近づけたような気持ちになるのは不思議です。

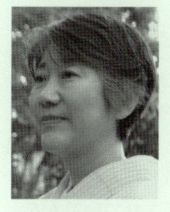

梅川奈々
四條畷学園大学看護学部准教授
●桜の開花とともに、入学式の時期を迎え、いよいよ新年度がスタートします。授業の準備に追われながらも、真っ白な新入生たちに看護の喜びを伝えることができると思うと、いまからとても楽しみです。

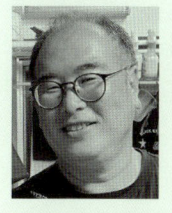

伊達哲也
特定医療法人陽和会評議員・介護付き有料老人ホームコートローレル顧問・その他初任者研修、実務者研修講師他
●最近、民謡のようなものに良さを感じるようになりました。ちゃっきり節とこんぴらふねふねが、お気に入りです。枯淡の領域に入ったのでしょうか。

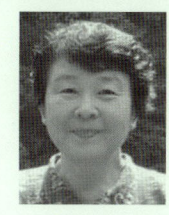

鈴木享子
助産師
●1990年代から産褥母子に「失われた3日間」と福祉の谷間を許し、産後うつ、嬰児殺し、小児虐待が増えた。本来備えている生理的変化のテンポに合ったケア提供を見失った時代に抗い、自然な安産を導く丁寧な助産ケアを提供したいと足掻いている。

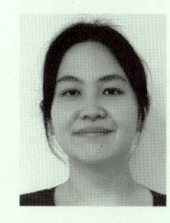

大山愛梨
社会医療法人恒心会 恒心会おぐら病院
●看護研究発表が終わり、はや数か月が経ちました。現在、当（脳神経内科）病棟に脳神経外科も併設され、やや慌ただしい状況が続いています。そんな中、研究で取り組んだ排泄プランは、臭気対策を中心に継続されており、看護という現場に自分が一石を投じられたようで嬉しく思うこの頃です。

編　　集　　室

◉本誌への感想をうかがう機会が増えてきました。感想をもとに，今号の誌面構成に変化を加えました。ぜひご意見お寄せください。◉巻頭インタビューに登場いただいた亀井紗織さん。実践にもとづいたエネルギッシュな言葉の数々に"エナジーサイクル"が回る様子を目の当たりにした感があります。◉東めぐみさんからスタートする新連載「不確かさの扉を拓く慢性看護」。本誌創刊号の対談に紹介された「ケアの倫理」がどのように実践されているかをお伝えいただきます。◉次号はいくつかの新企画をお届けする特別構成になる予定です。内容は小社サイトなどでお伝えいたしますので，ご期待ください。　　　　（H）

オン・ナーシング　Vol.4　No.2　April 2025

2025年4月30日　初版発行

編集・発行人 濱崎浩一	**表紙イラスト** 原田俊二
発行所 株式会社看護の科学新社 〒161-0034 東京都新宿区上落合2-17-4 TEL 03-6908-9005 Fax 03-6908-9010 URL https://kangonokagaku.co.jp E-mail edit@kangonokagaku.co.jp	**表紙デザイン** 伊藤滋章 **本文デザイン** 伊藤滋章 ナムーラ　ミチヨ (p.65-75)
定価　本体1,700円+税	**印刷・製本** 株式会社スキルプリネット

乱丁・落丁の場合はお取替えいたします。
本誌の無断複製・転載を禁じます。
©看護の科学新社 2025
ISBN978-4-910759-38-8 C3047

『オン・ナーシング』次号は2025年6月末発行です。